Éditions DIASPORAS NOIRES

www.diasporas-noires.com

©Aminata Ndiaye Tall –Yacine Bio-Tchané 2017

ISBN version numérique : 9791091999830

ISBN version imprimée : 9791091999847

Date de publication version numérique : 3 Février 2018

Date de publication version imprimée : 3 Février 2018

Mentions légales

GROSSESSE & MATERNITÉ

Expérience de deux Afropolitaines

Yacine Bio-Tchané   *Aminata NdiayeTall*

Illustré par : Adama Kane Faza

Traduit de l'anglais par Mame Fatou Mané

Ce livre est dédié

À nos parents qui nous ont donné la vie, puis élevées en femmes indépendantes et appris à poursuivre nos rêves, quels qu'ils soient. Une mention spéciale à la maman d'Aminata qui nous a soutenues, et a pris le temps de lire et de corriger les différentes versions de cet ouvrage.

À nos enfants qui sont notre source quotidienne d'expérience, d'apprentissage et d'inspiration. À nos époux, notre famille et nos amis.

À toutes les personnes qui nous ont fait voyager dans leurs pays d'origine à travers leurs astuces et traditions, en particulier Jankeh, Kamakshi, Koro, Aza, Jing, Dhiraj, et Radu. Merci de votre générosité.

À toutes les mamans du monde.

À tous nos lecteurs – merci et bonne lecture !

Remerciements au Docteur Youhanidou WANE DIA, Gynécologue-Obstétricienne de premier plan, qui a bien voulu lire ce livre et faire des remarques malgré un agenda très chargé.

SOMMAIRE

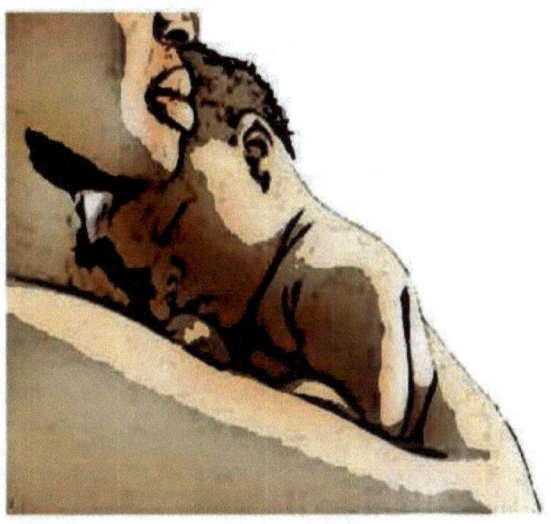

PRÉAMBULE

À vos marques, Prêtes, Patience !

Ce livre se voulant assez personnel par ses échanges, nous allons d'abord nous présenter.

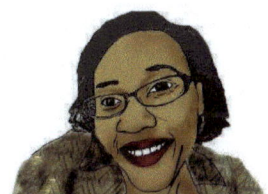

Aminata : Mariée et maman de deux petits garçons, Aminata travaille à plein temps et voyage très fréquemment. Sénégalaise, elle a vécu à l'étranger depuis ses dix-sept ans avant de poser ses baluchons à Washington où elle réside depuis 2010. Elle témoigne : « Ma mère est ma plus grande source d'inspiration. C'est une superfemme tradi-moderne qui m'a appris qu'il m'était possible d'avoir une vie professionnelle remplie et une vie de famille épanouie. Mes plus grandes sources d'informations : la plus jeune sœur de ma mère que j'appelle affectueusement maman, les amies de ma mère, ma sœur et amie depuis le C.I. Jankeh et depuis très récemment, internet ».

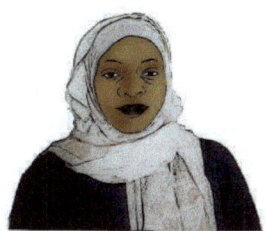

Yacine : Mariée et maman d'une petite fille (et d'un bébé en chemin), je travaille à plein temps en tant que consultante en finances et en gestions des affaires. Béninoise, je suis basée à Cotonou depuis 2010 après avoir parcouru les quatre coins du monde pour les études et le travail. J'aspire à accomplir quelque chose en Afrique, à visiter tout le continent, accompagnée de ma famille et à posséder ma propre île.

Nous avons fréquenté le même établissement scolaire (élémentaire et collège Sainte Jeanne d'Arc) à Dakar. Nous nous connaissons depuis maintenant plus de vingt ans. L'idée d'écrire ce livre nous est venue de façon inattendue en papotant sur les choses que nous faisions avec nos bébés respectifs. Nous avons tout de suite adoré l'idée de partager nos expériences respectives, et d'apporter une touche personnelle à un livre pour mamans, lequel aborderait ce que nous aurions VRAIMENT aimé savoir avant notre première grossesse.

Nous souhaitons que ce livre contribue à combler un vide. Nous avons parcouru de nombreux livres de grossesse, mais nous avons constaté qu'ils se limitent à décrire la grossesse sans aucune touche personnelle (limite « stérilisés »). Quant aux livres sur les bébés, ils ne tiennent pas compte de la relation maman-bébé avant la naissance. De surcroît, ces livres occultaient tous une dimension importante de nos réalités sociologiques, notre héritage culturel et la manière dont nous nous percevions en tant que femmes modernes adultes.

Ce livre-ci vous tend la main pour vous guider vers ce voyage changeant de la vie que sont la grossesse et la première année de vie du bébé. Il est un guide tout comme votre sœur vous prodiguerait des conseils, il aborde ce qui est à venir : le bien, le franchement-moins-agréable, le bizarre, le beau et le comique. Oui, en rétrospective, tout pic de stress devient toujours un sujet de plaisanterie bien après, une fois que votre petit bébé devient un « plus-vraiment-petit » avec une personnalité bien propre à lui.

Ce livre ne peut et ne pourrait prétendre répondre à toutes vos questions technico-médicales et aux situations susceptibles de survenir au sujet de la grossesse ou au fait de devenir nouvellement maman. Pour une raison toute simple, aucune grossesse ne ressemble à l'autre, il en va de même pour les enfants. L'objectif est plutôt d'avoir une source d'informations disponibles, 24h/24 et 7j/7, pour apporter des éléments de base à tout type de questionnements. Nous espérons qu'il vous permettra d'avoir une idée de ce qui vous attend, d'anticiper, et de vous préparer en conséquence (autant que faire se peut !). Nos conseils, expériences et informations partagés sont tirés de divers pays, en bon melting-pot. On dit bien qu'une femme avertie... en vaut deux ! (Oui, vous comptez désormais pour deux ☺).

BONUS : Un espace où vous pourrez décrire vos propres expériences a été prévu dans divers chapitres du livre. Cela vous fera de beaux souvenirs, mais permettra également de personnaliser et enrichir le livre pour toute personne à qui vous le prêterez, y compris vos enfants !

Retrouvez-nous sur les réseaux sociaux pour continuer la conversation !

PREMIÈRE PARTIE :
FÉLICITATIONS VOUS ÊTES ENCEINTE !

Nausées, sensibilité au bout des seins, sautes d'humeur, sensibilité inhabituelle, retard de règles… sont généralement les symptômes qui pourraient vous amener à vous douter que quelque chose se trame dans votre organisme. Alors vous passez au test de grossesse ou encore test d'urine, prise de sang chez le médecin : le verdict est positif. Incroyable ! Après tant ou si peu d'attente, vous allez avoir un bébé.

Tout ce processus est vraiment tout le contraire de l'image idyllique et romantique que vous vous faisiez de la grossesse, depuis la puberté ou depuis que vous avez commencé à désirer ce bébé, n'est-ce pas ?

Finalement, peu importe la manière dont vous avez appris que vous êtes enceinte. Nul doute que personne ne vous posera cette question. Mais vous pouvez plutôt vous attendre à répondre aux deux questions simultanées suivantes : *quelle a été votre réaction ? Et celle du papa ?*

En ce qui vous concerne : surprise, excitée, heureuse, rêveuse, inhabituellement expressive, soudain au comble de la joie, esseulée, désireuse d'une étreinte, stupéfaite, sans voix, affamée, devenue mature tout d'un coup, inquiète, sceptique, prise au dépourvu, inhabituellement pessimiste/optimiste, etc… Bon, tous ces sentiments simultanés sont assez fréquents et pas du tout surprenants.

La première visite chez votre gynéco-obstétricien rend votre grossesse réelle et officielle. Aux États-Unis, c'est le début d'une longue série de tests de laboratoire, des tonnes d'informations (en veux-tu, ou pas, en voilà) et des moments de culpabilité. Les cliniques privées africaines ont également la même approche de faire faire des tests de laboratoire, en revanche, la question de garder l'enfant ou pas n'est pas posée.

Premier piège de culpabilité : à la fin de la première visite, aux États-Unis, la future maman rentre chez elle avec un paquet de soins (brochures et échantillons de vitamines prénatales). Du coup, vous réalisez que vous auriez dû commencer à prendre des vitamines prénatales, bien plus tôt, même avant de tomber enceinte et que votre ignorance devrait être rattrapée le plus rapidement possible. Aux États-Unis, trouver LES vitamines prénatales relève d'un parcours du combattant, alors que, vraiment, il aurait juste été plus simple que votre médecin vous en prescrive une !

Un conseil : essayez les échantillons et supprimez ceux que vous ne pouvez pas avaler ou qui vous donnent des nausées. Puis, rendez-vous à votre pharmacie habituelle ou dans un magasin spécialisé en vitamines et trouvez celles qui contiennent de l'acide folique, de DHA et l'apport minimum requis en vitamines. Surtout, que cela ne vous prenne pas plus de trente minutes. D'ailleurs, pour vous mettre à l'abri d'une autre séance de culpabilisation, mettez une réserve de deux à trois jours dans vos sacs à main/votre voiture/votre bureau pour réduire les risques et/ou les possibilités d'oubli. Et si cela vous arrive, de temps en temps, ne vous torturez pas ; ce sont des choses qui arrivent.

En Afrique, attendez-vous plutôt à repartir avec une ordonnance en mains pour des vitamines et/ou médicaments que vous devez commencer à prendre (génial ?).

Deuxième catégorie de pièges de culpabilité : la consommation de café ou de boissons à base de caféine. Les futures mamans qui boivent de l'alcool ou fument ont déjà une longueur d'avance à se départir de leurs habitudes (dès la conception) et se trouvent (trop) vite confrontées aux réalités de la maternité. L'envie de fumer une cigarette ou de boire un cocktail les envahit alors qu'elles savent que cela leur est déconseillé. La maternité vient avec son lot de compromis, mais tout comme un mariage heureux, vous n'y prêtez pas plus d'attention que cela.

Cependant, il existe quelques réalités auxquelles vous aurez bientôt à faire face.

D'abord, *qui dois-je informer en premier* ? Et encore plus important, *qui vient après* ? Il est tout à fait naturel que le papa soit le premier à être informé avant qui que ce soit (à moins que vous n'ayez pas l'intention de lui dire pour diverses raisons ou compter lui faire la surprise) à l'heure du dîner par exemple. Auquel cas, vous serez bien obligée de soulager l'envie pressante de vous épancher auprès de quelqu'un d'autre, en l'occurrence votre mère, votre sœur ou votre plus proche amie.

Remarque : Au Sénégal, les sœurs de votre maman ne sont pas vos tantes, mais plutôt vos mamans. Les cousines au deuxième degré de votre mère sont vos tantes. La société est organisée de telle sorte que vous aurez toujours une figure maternelle tout au long de cette aventure. Donc, lorsque vous lirez maman plus bas, il ne s'agira pas forcément de votre mère biologique, mais d'une parmi vos mamans. De la même façon que vos cousines du premier degré sont vos sœurs.

Quelle que soit la personne à qui vous en avez parlé en premier, assurez-vous qu'elle sache qu'il s'agit d'un secret et qu'elle ne suppose pas que d'autres sont au courant. Beaucoup d'anecdotes — voire d'histoires d'horreur — relatent l'échec de la grande révélation, car la belle-mère qui vit avec le couple, innocemment et bien intentionnée, a dit au futur papa non encore informé de prendre *grand* soin de son épouse, en insistant « plus que d'habitude ».

Okay, on en arrive à la partie la plus difficile : se taire. Dans nos sociétés africaines, on n'annonce pas à la famille qu'on attend un enfant. Il est souvent recommandé d'attendre la fin du premier trimestre pour divulguer la nouvelle. Souvent, si on procède de la sorte, c'est pour s'assurer que le fœtus se porte bien et qu'il n'y ait pas de fausse couche ou pour conjurer le mauvais sort. Il n'y aura pas non plus une soirée à la vingtième semaine pour annoncer le sexe du bébé ! Mais en Afrique, certains arrivent à deviner votre état en un coup d'œil ou en une poignée de main et vous le font savoir en vous donnant des conseils pour une grossesse épanouie.

Une fois que vous aurez annoncé la bonne nouvelle à votre maman/tante/sœur, cette dernière sera enthousiaste de transmettre la nouvelle au cercle rapproché de la famille. Dans une société généralement pudique et subtile, on encourage les futures mamans à être discrètes, cachant leur ventre grossissant avec un foulard et à ne pas parler ouvertement de leur grossesse. Pour être juste, les jeunes filles reçoivent la même éducation sur leurs règles. Les femmes restent dans leur coin et peuvent parler ouvertement une fois dans un cadre familial, en présence d'autres femmes. Avec votre ventre qui grossit, votre grossesse ne passera pas inaperçue, évidemment. Vous ne voudriez quand même pas le publier sur les réseaux sociaux, ou porter un t-shirt portant la mention je suis enceinte. Vous serez sévèrement réprimandée en Afrique. Mais si vous en avez envie, pourquoi pas, après tout. Vous décidez tôt jusqu'à quel niveau d'informations vous voulez partager avec le monde extérieur à propos de ce voyage introspectif de la vie. Les gens, en remarquant votre ventre, auront tendance à respecter l'intimité dont vous aurez fait montre depuis le début.

L'excitation se lira facilement sur tous les visages et vous remarquerez l'attention, la générosité et les égards particuliers dont les gens font preuve à votre égard. Certes, on vous rappellera que vous devez prendre soin de vous et de votre corps au moment où un changement s'opère en vous. Mais vous serez choyée et couverte de cadeaux. Tout inconfort ou douleur sera relayé auprès des ainées, sages et connaissances jusqu'à ce qu'on y ait trouvé un remède. Contrairement aux pays occidentaux, vous n'aurez personne pour vous demander combien de poids vous avez pris ! Le futur papa recevra également beaucoup de conseils de la part de sa mère et de ses sœurs sur comment il devra prendre particulièrement très grand soin de vous... Et plus important encore qu'il veille à ne pas vous rendre triste ou vous faire de la peine, car votre humeur affecte le développement du fœtus.

C'est le moment de prendre le temps de réfléchir sur le genre de grossesse que souhaitez vivre. Autrement dit, le souvenir que vous aimeriez garder de votre grossesse est important. Il n'y a pas qu'une meilleure façon, il en existe plusieurs. En d'autres termes, si vous êtes une femme qui adore porter des chaussures à hauts talons, mettez celles qui sont les plus stables, et troquez-les contre des compensées ou même des chaussures plates si vous devez vous tenir longtemps debout, ou progressivement pendant votre grossesse.

Si vous désirez rester active que ce soit par le sport, la musique, etc…, continuez à le faire aussi longtemps que ce sera sûr et ne constitue aucun danger pour vous (consultez votre médecin pour connaître les limites). Il se peut que vous ayez besoin de changer votre routine sportive pour vous tourner vers le yoga prénatal ou les séances de Pilates. Vous ne devenez pas plus faible que celle que vous étiez, plutôt vous devenez la même avec un petit être fragile en vous, en plus. Il est crucial de préserver votre identité, sans risques. De même que les transformations trop rapides du corps laissent des traces, les changements trop brutaux ne sont pas conseillés pour votre bien-être.

L'expérience de la grossesse est aussi pour vous le moment de penser à votre personne, à l'idée que vous avez de la parentalité, à la façon d'ajuster votre vie privée/familiale à celle professionnelle et à vos rapports avec les autres.

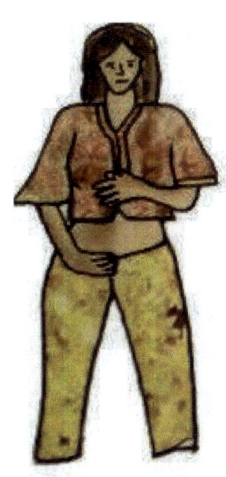

Le premier trimestre

Avertissement : ce chapitre devrait être lu par les conjoints et proches des femmes enceintes (y compris les colocataires) afin de leur permettre de comprendre le changement qui s'opère devant leurs yeux.

C'est officiel, le jury a délibéré, vous attendez un enfant. Félicitations, maman ! Assez curieusement, la nouvelle marque parfois le début de votre *expérience* de la grossesse. Oui, bienvenue à un tour sur les montages russes que nous baptiserons CALINE. CALINE est l'expérience la plus folle à laquelle vous ayez jamais pris part. Elle vous secouera de tous les côtés, et dévoilera une sensibilité en vous jusque-là inconnue. Elle vous rendra vulnérable et vous transformera. Mais, soyez tranquille, une fois que vous savez de quoi il retourne, vous pourrez agir en conséquence et même adorerez, en quelque sorte, cette montée d'adrénaline. Après tout, cela ne dure que trois mois (peut être plus pour les moins chanceuses ou pas du tout pour les veinardes !).

CALINE comprend les symptômes habituels de la grossesse que sont : le Changement physique, les Aversions, la Lassitude, l'Irritabilité, la Nausée et les Envies.

Le Changement physique : Bien que le ventre ne soit pas encore visible au premier trimestre, les hormones travaillent et modifient votre corps. Un changement manifeste est l'augmentation de la taille du bonnet comme les seins qui gonflent : en effet votre corps se prépare déjà à produire du lait. Les hanches deviennent plus généreuses. La peau est également touchée. D'une part il y a le « masque de grossesse » qui rend la peau plus sombre avec parfois l'apparition d'acné. D'autre part, quelques femmes découvrent le phénomène de l'« éclat de la grossesse », qui consiste à voir sa peau devenir simplement éclatante (radieuse). Aucun facteur particulier ne vous prédispose à l'un ou à l'autre de ces deux éventualités : cela dépend des gènes et du hasard. Une petite bizarrerie : votre nez « grossit » de manière plus ou moins visible, mais pas toujours. Comme Pinnochio, votre nez pourrait trahir votre secret. Rassurez-vous, ce n'est pas un changement irréversible, vous remarquerez juste que vous n'avez plus exactement le même nez qu'avant ! Enfin, l'affaiblissement des muscles de votre vessie constitue un autre changement important. Les visites à la salle de bain deviendront plus fréquentes.

Les Aversions : La grossesse développe chez vous un sens aigu de l'odorat. C'est comme si vous étiez d'un coup capable de déterminer tous les ingrédients qui composent un repas ou toutes les hormones qui se dégagent d'un corps humain. En un mot, vous pouvez détecter les odeurs les plus subtiles. C'est simple, tout a une odeur pour vous ! Il en résulte une aversion pour certains mets, parfums, places et même certaines personnes. Il est important de signaler que cela n'arrive pas à toutes les femmes enceintes, mais cela peut être sérieux. Certaines femmes en arrivent à ne plus pouvoir cuisiner ces bons mets, qui mettent des heures à mijoter. N'hésitez pas à expliquer ce qui vous arrive à vos proches ; privilégiez ces recettes rapides et délicieuses à base d'aliments que vous supportez encore.

La Lassitude : c'est probablement l'un des symptômes dont on parle le moins. Au cours de ce trimestre, sachez qu'une femme enceinte est dans un état permanent de fatigue traduite par le sommeil. Elle s'endormira partout et à tout moment. C'est difficile à contrôler ou à combattre. Alors, les dames, continuez à dormir, car dans quelques mois, cela deviendra un luxe rare qu'il vous faudra quémander.

L'Irritabilité : Avertissement, vos nerfs prendront le meilleur sur vous ! La femme enceinte découvre que ses larmes se mettront à couler très (trop) facilement. Vous devenez irritable et un rien vous affecte et vous donne envie de pleurer toutes les larmes de votre corps. C'est déconcertant, surtout pour ces femmes qui savaient garder leur calme, mais qui soudain, craquent.

Autre manifestation de votre irritabilité, la nervosité. On dit que la femme enceinte s'irrite et s'énerve facilement pour des banalités. Elle réagit de façon extrême aux situations quotidiennes et peut avoir des crises de colère pour n'importe quoi. Encore, ce sont les nerfs qui interviennent et il n'y a pas grand-chose que vous puissiez faire pour ces sentiments, si ce n'est vous excuser auprès des gens sur qui vous auriez déversé votre colère. Leur dire simplement que vous regrettez.

La Nausée : La plupart des femmes enceintes font l'expérience de la nausée, mais à des degrés différents. Bien que cela soit un signe d'une grossesse saine, la nausée affecte lourdement l'organisme. Le gingembre, le citron, la menthe, ou simplement l'eau peuvent dissiper la nausée. Manger à des intervalles réguliers aide aussi. La nausée peut être déclenchée par des goûts particuliers ou être générale. Cela devrait passer tout seul après le premier trimestre, mais si tel n'est pas le cas, consultez un médecin pour voir comment lutter contre. Il existe en effet des comprimés qui éliminent nausées et vomissements, toutefois, il s'est avéré qu'ils pourraient avoir des effets secondaires néfastes. Renseignez-vous.

Les Envies : Il s'agit d'un des stéréotypes les plus répandus sur la grossesse. Voici un autre phénomène inexplicable qui consiste à vouloir manger ou boire n'importe quoi, ou tout à la fois, à tout moment de la journée ou de la nuit (allez en demander plus au futur papa). Le désir se déclenche soudainement et votre organisme a simplement besoin que cette envie soit immédiatement satisfaite. En Afrique, le principe est de manger. On encourage les femmes enceintes à s'alimenter autant que possible dans l'intérêt du bien-être du bébé. Les fruits, les légumes, les soupes et les ragouts sont souvent recommandés. Il se dit que les envies de grossesse non satisfaites se matérialiseront en des tâches de naissance sur votre bébé (en fonction de la partie du ventre que vous aurez touché, et la position du bébé à ce moment donné). Mot d'ordre, tant que ce n'est pas dangereux, foncez !

Les envies sont aussi connues sous le nom de code de « réclamation des nourritures bizarres ». Par exemple, vous avez soudain envie (plus que besoin) de glace concassée à deux heures du matin. Ou bien vous commencez à trouver que l'avocat et les cacahuètes est le meilleur des mélanges. Cela vous passera !

Je mangeais les épluchures de mandarine, chaque jour, et j'aimais ça.

Paradoxalement, je n'ai eu aucune envie particulière ou démesurée pendant mes deux grossesses.

À présent que vous avez un aperçu général sur ce à quoi vous attendre durant le premier trimestre, nous allons partager des conseils sur comment traverser ces premiers mois.

Soins personnels

On commence une grossesse saine en prenant soin de sa personne. Bien que vous n'ayez pas l'impression de porter en vous un enfant au premier trimestre, en vérité, c'est bel et bien le cas. Cela veut dire que vous êtes automatiquement responsable de lui. Votre humeur, vos pensées, vos sentiments et vos paroles peuvent affecter votre futur enfant. En Afrique, les gens sont spirituels. On croit aux énergies. C'est la mine que vous affichez que vous transmettez aux enfants.

Alors, essayez de rester souvent gaie. Évitez la colère de même que les situations négatives ou dramatiques et les gens qui provoquent ces sentiments chez vous. Parlez positivement à votre enfant. Parlez au bébé. Chantez pour le bébé. On conseille aux femmes enceintes de se tenir à l'écart des choses effrayantes (les films d'horreur également). Vous ne devriez pas non plus vous rendre au parc zoologique pour regarder ces vilains babouins !

Prenez également soin de votre peau. Hydratez-vous fréquemment et enduisez-vous le corps de beurre de karité pour éviter les vergetures plus tard. Si vous avez de l'acné ou tout autre trouble cutané, faites-le traiter. Quant à vos cheveux, lavez-les proprement et hydratez-les au moins une fois dans le mois. Recouvrez-les en un style protecteur (les tresses ou le foulard) pour éviter de trop vous en occuper. Heureusement, pendant la grossesse, les cheveux sont à leur phase de croissance, alors, à moins d'être plus longs, parfois plus volumineux et brillants, ils se frisent.

L'Alimentation

En Afrique, on traite la femme enceinte avec un grand soin. Comme on l'a souligné plus haut, on encourage la femme à manger pour deux. Bien que s'alimenter soit important, assurez-vous que vous mangez correctement. Vous ne mangez pas pour deux personnes, vous mangez pour vous-même et pour un fœtus. Selon des études, une femme enceinte devrait consommer 2 200 calories par jour durant son premier trimestre.

Soyez attentive à l'équilibre des nutriments et des calories. Soyez sûre d'avoir la bonne quantité de calcium, de magnésium, de fer, d'acide folique, de vitamine B6 et oméga 3 pour que l'organisme et le cerveau du bébé puissent se développer tôt. Les aliments conseillés comprennent : les œufs, l'avocat, la viande/volaille/poisson, les légumes, les légumes verts, les noix.

Mythe : Une femme enceinte ne devrait pas manger des œufs. Voilà un mythe qui court d'Est en Ouest en Afrique. Les raisons avancées par les aînées sont parfois drôles. Mais vous ne voudrez pas les contredire quand elles diront « vous aurez un enfant voleur » si vous en mangez, ha ! Non, plus sérieusement, vous pouvez bel et bien en consommer tant qu'ils sont bien cuits. Les œufs mal cuits peuvent être dangereux pour la santé de la maman et du bébé.

Les vitamines prénatales sont d'excellents compléments alimentaires pour s'assurer que vous avez la bonne catégorie et la bonne quantité de nutriments pour votre santé.

Un dernier conseil, mais non des moindres, buvez beaucoup d'eau accompagnée de jus de fruits tels que le lait de coco, le jus d'hibiscus (bissap/oseille) ou de gingembre (le gingembre frais ou le jus de gingembre) et du jus de citron.

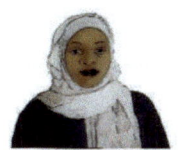 Mes premiers trimestres de grossesse sont éprouvants, pour en dire le moins. Quelques semaines après avoir découvert que j'étais enceinte, je fus incapable d'avaler la moindre nourriture. Je souffrais d'un terrible cas de nausée et de vomissements, au point que j'ai dû me faire hospitaliser (première grossesse) pour assurer que je prenais assez de calories. Le jus de gingembre et de citronnade ainsi que les baguettes françaises m'aidaient parfois à arrêter la nausée, mais ce n'était pas toujours le cas.

Heureusement, après le premier trimestre, cela s'est arrêté et je pouvais manger tout ce dont j'avais envie. Je n'avais pas un grand appétit ou des envies spéciales, mais les pommes de terre frites, les olives et le popcorn étaient des grignotines qui devinrent rapidement des plats principaux. Il faut écouter votre corps durant cette période, ne vous goinfrez pas, évitez de manger ce qui vous dégoute, profitez de ce que réclame votre corps.

Je m'enduisais aussi tout le corps de beurre de karité, et surtout le ventre, les hanches, les seins et les genoux pour éviter les vergetures.

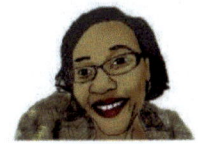 Le premier trimestre de ma première grossesse était tout à fait à l'opposé de celui de ma deuxième, si bien que j'étais certaine d'attendre un enfant de sexe différent. Ma première grossesse était particulièrement facile. C'est seulement vers la fin du trimestre que j'ai connu la nausée et le vomissement après avoir laissé la pâte dentifrice une seconde de trop dans ma bouche avant le rinçage. Après cela, une demi-cuillerée de concentré de gingembre parfois dans un verre d'eau chaude faisait l'affaire.

Ma deuxième grossesse était un tour sur les montagnes russes. Le début, tout comme la fin, était aisé, mais le milieu était chaotique. J'étais très sensible aux odeurs des aliments et je perdis l'appétit. J'ai aussi attrapé la grippe. Je perdis presque cinq kilos que je n'ai récupérés que vers la fin de mon troisième trimestre.

Mon 1er trimestre

Période : _____

_____

_____

_____

_____

_____

_____

_____

_____

_____

_____

_____

_____

_____

_____

_____

_____

_____

_____

_____

_____

_____

_____

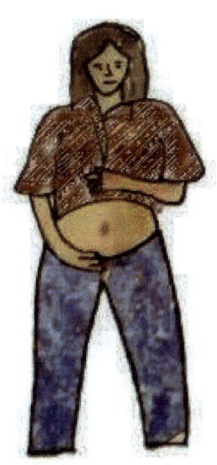

Le deuxième trimestre

Eh oui, vous avez survécu à la nausée, à l'extrême fatigue, au premier choc des habits qui ne passent plus, à l'extrême sensibilité des seins. C'est formidable. Tenez-vous prêtes pour les mêmes symptômes, mais avec un rebondissement.

Le génial, le bien et le pas-si-génial

Du bonheur, rien que du bonheur : maintenant que vous avez achevé le premier trimestre, vous pouvez crier votre bonheur à la face du monde. Même si vous souhaitiez le garder pour vous, il y a des chances que vous aimeriez partager votre secret à un moment donné. Primo, parce que tout simplement cela ne restera plus longtemps un secret. Il n'y a rien de pire que d'omettre d'informer une amie de votre grossesse. Et croyez-moi, cela arrive (voir ci-dessous : le cerveau brumeux). Plus tôt vous l'annoncerez, mieux ce sera. Secundo, si vous avez un patron et que vous projetez de reprendre le travail après votre congé de maternité, il doit être informé. Tertio, il y aura des jours où vous serez tellement excitée que, sans le vouloir, vous ébruiterez la nouvelle !

Si vous avez un autre petit à la maison, il est temps de commencer à susciter son intérêt sur ce/cette futur(e) petit (e) frère ou sœur. Il ne faut pas trop insister. C'est juste une manière de les mettre un peu dans le secret (ils remarqueront aussi votre ventre grossissant). Mais ce n'est pas facile pour eux d'attendre patiemment tant de semaines encore : gérer les attentes signifie juste en parler ça-et-là, leur faire caresser et embrasser le ventre, leur permettre de parler au bébé, etc.

L'arrivée d'un autre enfant est souvent pressentie par l'enfant ou les enfants déjà présents. Celui qui précède directement le bébé doit être particulièrement dorloté et sensibilisé pour qu'il ne sente pas un vide parce que l'attention est portée au fœtus. Ces enfants peuvent en arriver à « faire le bébé », ou à tomber malades afin de captiver et ramener toute l'attention vers eux. Soyez-y sensible, et malgré la fatigue et autres, il faudra prendre particulièrement soin de ne pas négliger l'enfant ou les enfants déjà présents. Il en va de même pour le papa qui se sent souvent seul ou exclu de cette expérience. Pensez à acheter un cadeau de la part du bébé pour chacun de ses frères et sœurs (qu'ils découvriront à la clinique en lui rendant visite à sa naissance).

L'hyper branchée : vous pouvez reprendre votre vie sociale. Pour cela il y a trois raisons : (i) Maintenant vous gérez mieux cette « nouvelle vous » et vous ne tenez tout de même pas à rester inactive les six prochains mois. Vous vous rendez compte que votre corps s'adapte bien et que les choses s'améliorent avant qu'elles n'empirent à nouveau. Vous planifiez intelligemment vos activités. (ii) Vous flippez et vous voulez accomplir le maximum de choses possibles avant la naissance de votre bébé (qui vous dit que vous n'aurez plus de vie après la naissance d'un bébé !? Vous avez juste besoin d'une bonne nounou, digne de confiance, pas chère, disponible et débordante d'énergie). Cela inclut les soirées entre filles, les sorties en amoureux, les longs weekends projetés avec des amis. (iii) Le combat interne de vos deux personnalités : votre « vous véritable » et « celle enceinte » sont en conflit permanent et vous essayez (ou bien quelque chose ou quelqu'un vous oblige) à satisfaire ces deux personnalités différentes.

<u>Un conseil</u> : vous n'êtes plus la même personne, vous êtes devenue une nouvelle version plus complète (épanouie ? mature ?), et cela signifie que vous n'êtes pas obligée de faire les mêmes choses. Essayez quelque chose de nouveau, et qui sait, vous pourriez vraiment vous y plaire.

De l'énergie à revendre : vous avez soudain conscience que vous pouvez exiger plus de votre personne, par rapport au premier trimestre. Par exemple, vous n'êtes pas obligée de rester couchée, vous pouvez pratiquer des sports amusants. À moins que vous n'attendiez des jumeaux et dans ce cas, vous seriez peut-être obligée d'y aller plus doucement. Il est recommandé aux femmes enceintes de faire une marche quotidienne, quarante minutes de marche relativement soutenue au lieu d'une heure de marathon au rythme lent. La marche est bonne pour les jambes et le cœur en vous assurant une bonne forme sans coûts associés. En Afrique, on encourage les femmes enceintes à marcher pour s'assurer qu'elles portent le ventre bien bas (pour stimuler la gravité ?). Si vous étiez déjà assez active, vous pouvez essayer le yoga prénatal et les pilates en plus. Il est possible pour vous de continuer à pratiquer d'autres sports, mais assurez-vous de demander d'abord l'avis de votre médecin. Continuez à prendre vos vitamines prénatales.

Garçon ou Fille ?

Vous avez voulu savoir si c'est une fille ou un garçon que vous attendez, dès le début, comme un enfant avec son cadeau de noël. Vous ne le saurez qu'à partir de la vingtième semaine ! C'est à dire si bébé veut bien. En Amérique, le rendez-vous de la vingtième semaine est formel : on procède à beaucoup de vérifications. Mais c'est probablement, seulement du sexe du bébé dont vous vous souviendrez.

Cependant, il existe un vrai mythe autour du genre et de la grossesse. Par exemple, les femmes, en général les plus expérimentées devinent si c'est un garçon ou une fille que vous attendez seulement en regardant votre abdomen. Si c'est haut et proche de la poitrine : il s'agit d'une fille. Si c'est plus bas, alors vous attendez un garçon. Si le tour de taille est plus large, c'est d'une fille qu'il s'agit. Pour les garçons, le ventre pointerait. Certaines femmes regardent aussi la couleur des seins qui devient plus sombre quand c'est un garçon.

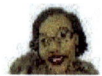 *À la découverte du sexe de mon futur bébé. Lors de l'échographie de la vingtième semaine, il a fallu s'y prendre à trois reprises pour trouver le sexe de mon premier né ; le bébé se tournait et se retournait systématiquement dans tous les sens jusqu'à ce que l'infirmière me fasse boire un peu d'eau très froide et me retourne sur le côté. Eh oui, il a toujours eu une volonté de fer, celui-là.*

Des suppositions sur le sexe de bébé : Mes collègues de travail m'interpellaient souvent avec leurs théories sur la manière de prédire le sexe du bébé à partir de ma posture, de la position et de la forme du ventre, de mes réactions avec mes mains, ou le visage. Comme ils se trompaient et se contredisaient !

Si vous avez opté pour la surprise – c'est-à-dire décider de ne pas connaître le sexe du bébé, c'est impressionnant. Restez forte. En Afrique, un étranger ne vous demandera jamais pour quand est prévu votre accouchement ni « si vous savez ce que vous attendez ». Jamais. Mais des proches, famille et amis, pourraient le faire, mais n'insisteraient pas pour savoir. Aux États-Unis d'Amérique, la caissière de l'épicerie posera ces questions sans même connaitre votre nom.

Des instants entre bébé et vous : un bébé qui grandit signifie la sensation de plus de mouvements et de vie en vous. Vous pouvez déjà commencer à communiquer avec votre bébé. Prier à haute voix, causer, chanter, écouter de la musique, faire du yoga prénatal sont de grands moyens d'établir un rapport avec votre bébé.

Sentir les mouvements du bébé : j'avais l'habitude de profiter des douches du soir, pour me masser le ventre avec du beurre de karité ou avec des huiles pour chatouiller, réchauffer ou réclamer un coup de pied. Quels doux et bons souvenirs j'en garde !

Mais prenez garde, car vous pourriez recevoir plus que vous n'avez demandé.

Des élans de générosité : Il est maintenant temps pour vous de profiter de la croisière de la grossesse. Souvent, les gens vous sourient et font preuve d'actes de sincère bonté et de galanterie à votre égard. Vous jouissez des attentes abrégées à l'aéroport, au supermarché, dans les espaces de stationnement spéciaux aux États-Unis. En Afrique, les femmes connaissent ces mêmes actes de bonté chez elles. Les gens se mettront en quatre pour vous rendre heureuse, et tout cela le plus discrètement possible. Mais vous pouvez aussi vous attendre à une nouvelle existence pleine de contradictions. Par exemple, on ne vous permettra pas de soulever une plume, par contre, on attendra de vous à ce que vous preniez parfaitement soin de votre époux et de votre foyer.

Les femmes âgées quant à elles, trouveront que c'est leur devoir de vous dire de porter des vêtements plus amples et adaptés à votre état ou bien que votre ventre est trop haut. On vous dira aussi que la femme enceinte ne devrait pas se servir de sa grossesse comme prétexte pour être moins active à la maison.

Les tenues de grossesse : c'est révolu les temps où les femmes enceintes devaient s'accoutrer d'un grand sac noir en guise de tenue principale. Vous n'avez pas à sacrifier le confort pour la mode. Si avoir une belle allure vous fait du bien, choisissez des vêtements à la fois confortables et qui reflètent votre style. Cela peut vous rendre folle cependant. Si vous devez vous rendre au bureau, essayez un de ces pantalons à bande élastique. En Afrique, les femmes ont le luxe d'avoir des tenues taillées sur mesure avec le tissu et le modèle de leur choix (pour tout style), et c'est assez abordable sinon même plus que dans les grands magasins. Profitez en bien si cela est à votre disposition. Au fait, la bosse est mignonne maintenant (pour vous, pas tant que cela). Jouissez-en. Il y a aussi certaines femmes qui ne prennent pas beaucoup de poids si bien que leurs tenues habituelles leur vont encore, surtout si vous aviez l'habitude de porter des vêtements amples. N'hésitez pas à leur donner un coup de brosse (cependant, vous aurez peut-être à porter plus bas vos pantalons) avec vos propres entortillements pour rester confortable. Si vous pouvez éviter de changer complètement de garde-robe, recyclez vos anciennes tenues pour ainsi minimiser vos dépenses de ce côté-là.

Se tenir prête pour le bébé : vous n'êtes pas obligée de commencer les préparatifs, mais il y a des chances que vous en ayez envie depuis votre première visite chez le médecin (en jetant un regard discret sur les enfants, les habits, les décors, en cherchant des prénoms...). Plus tôt vous commencez les achats, plus grandes seront les chances de regrets. Les futures mamans achètent rarement une jolie baignoire ou un matelas à langer. Mais plutôt de beaux vêtements (surtout pour les petites filles) qui sont tout juste bons pour des bébés âgés de zéro à trois mois.

Le milieu dans lequel vous vivez est important pour définir comment vous préparer.

Si vous vivez en Afrique, entourée par la famille, les amis et les parents, et que vous êtes musulmane, le baptême du bébé est la vraie réception de cadeaux de naissance. Vous ferez mieux d'acheter le moins de vêtements possible pour le bébé jusqu'à ce que vous ayez reçu tous les cadeaux que vous pouviez espérer de vos proches. Vous finirez même peut-être par ne pas acheter le moindre habit ou article nécessaire pendant au moins six mois ! Encore un des avantages d'être chez soi.

Pour ceux qui vivent à l'étranger, nous dressons une liste pour les articles de bébé nécessaires (voir la fin de la première partie). Une fois ce minimum résolu, libre à vous d'acheter quelque chose d'extra mignon sans vous sentir coupable. Cette liste vous sera utile, si vous décidez d'établir un registre bébé auprès de votre magasin préféré.

Pour être franches, ceci fut un grand choc culturel, en troisième place après 1) révéler le nom du bébé avant la naissance et 2) organiser une fête de révélation du sexe. L'idée de dresser une liste de ce que vous aimeriez que les autres vous offrent semble assez étrange, surtout si notre culture et nos croyances nous incitent à célébrer la grossesse – ce petit miracle de Dieu, en toute discrétion. Mais finalement les normes et traditions appliquées dans chaque culture sont autant susceptibles de paraître étranges pour un(e) non-initié(e) (par exemple, découvrir et communiquer ouvertement le sexe, la date prévue pour l'accouchement, les festivités différées, etc.).

Si vous ne voulez pas d'un registre, vous serez considérée comme une outsider (peu importe, non ?). Mais bon, quand on vit à l'étranger, on comprend que certaines puissent trouver pratique l'idée d'un registre afin d'éviter de recevoir des trucs dont vous n'avez pas besoin ou que vous avez déjà achetés. Bien noté ! Mais n'empêche que cela gâche aussi la surprise et fait que les gens se sentent obligés d'acheter les choses que vous avez mises sur la liste (quel qu'en soit le prix). Une alternative : Laissez-les vous offrir de jolis trucs, originaux, ou une carte-cadeau.

L'alimentation : Si vous n'êtes pas habituée à vous rappeler que vous devez boire assez d'eau (six à huit verres pour un total de 1,5 à deux litres d'eau par jour), il est maintenant temps d'intensifier cela (vous souvenez-vous de ces pièges de culpabilité ?). Si vous n'avez pas l'habitude de boire de l'eau ou que vous êtes incapable d'en boire une grande quantité, les jus de fruits naturels sont aussi un bon moyen de rester hydratée. Plus vous buvez, plus vous sentirez le besoin de vous soulager la vessie, et avec le temps, vous penserez que vous passez toutes vos journées dans les toilettes. Mais la perspective de mettre au monde un bébé bien hydraté devrait l'emporter (plus facile à dire qu'à faire).

En ce qui concerne la nourriture, vous commencerez à vous interdire certains des aliments dont vous raffolez. Certaines femmes enceintes ne peuvent pas supporter certains goûts trop prononcés et de ce fait, ne tolèrent plus la nourriture épicée ou alors elles développent des intolérances pour certains aliments. Heureusement que la plupart de ces désagréments n'iront pas au-delà de votre grossesse.

Retenez que certains éléments particuliers sont à supprimer de votre alimentation. Si vous ne buvez pas beaucoup d'eau, diminuer votre consommation de thé. La prise de thé ne compte pas comme la prise d'eau. En vérité, plus vous buvez du thé, plus vous aurez besoin d'eau pour compenser cela. Si vous avez tendance à manger épicé, réduisez la quantité, car cela peut conduire aux brulures d'estomac et causer des troubles gastriques chez le bébé. Évitez les boissons à base de plantes, vous pourriez développer une réaction allergique (ou en connaitre les effets secondaires !).

Les choses à faire :

Vous devrez vous bourrer de calcium, de fer, de zinc et d'aliments riches en fibres.

Variez votre alimentation pour commencer déjà à présenter au bébé une palette de goûts. Pour cela, le second trimestre est le moment idéal puisqu'il est possible que pendant le premier trimestre vous ayez eu des sensibilités aiguës.

Mangez des aliments riches en oméga. Si vous voulez mettre les bouchées doubles, mangez du poisson ayant une faible teneur en mercure (comme le saumon ou le maquereau).

On recommande aux femmes enceintes de consommer uniquement du poisson à la chair blanche.

Les noix et les fruits secs (les prunes, les abricots et les dattes) sont d'excellents encas.

Les choses à éviter :

- Manger pour deux, ça alors ! Manger de petites quantités à des intervalles réguliers est meilleur pour votre digestion et votre santé (c'est à dire deux repas légers au lieu d'un repas pour deux). Au cours de ce trimestre, on s'attend à ce que vous gagniez deux cent cinquante grammes par mois pour la bonne croissance du bébé. Tout excédent est uniquement bénéfique pour votre propre organisme.
- Manger des aliments qui ne sont pas frais et bien conservés. Les fruits de mer doivent être bien frais. Sinon s'abstenir. Cela peut causer de graves problèmes.

Quelques difficultés possibles

L'indigestion (ballonnement ?), les reflux gastriques et les brulures d'estomac : Préparer une légère infusion de feuilles de corossol (un litre d'eau, une à deux feuilles) et en boire une tasse pleine. Cette boisson sera aussi un grand remède contre l'insomnie : elle vous aidera naturellement à bien dormir.

Les vergetures : après chaque bain/douche, frictionnez-vous les cuisses, les hanches, le ventre et les mains avec du beurre de karité ou avec des huiles naturelles telles que l'amande douce, l'avocat, le coco ou l'olive en faisant des mouvements circulaires pour avoir l'effet désiré.

De façon plus générale, créer une routine de soins pour les cheveux et la peau que vous pouvez supporter durant toute votre grossesse et la première année après votre accouchement. Les cheveux et la peau doivent être correctement nourris et hydratés.

Note : au cours de ce trimestre, votre *linea negra* apparaitra. C'est ce trait noir sur le ventre qui va du pubis au-dessus du nombril. Il est dû aux mêmes hormones qui rendent plus foncées les auréoles autour de vos seins. D'apparence plus claire au début, ce trait deviendra très foncé vers la fin de la grossesse et disparaitra quelques mois après l'accouchement.

Les crampes (et/ou jambes lourdes) : D'abord, il faut prévenir ces crampes. Boire la quantité d'eau recommandée, prendre des vitamines et pratiquer la marche devraient faire l'affaire.

Augmenter de manière sûre votre prise de potassium, de magnésium et de calcium serait d'un grand secours également (pensez à manger de la banane, de l'avocat ou bien augmentez votre consommation de smoothies).

Ensuite, que faire en plein milieu d'une crampe ? Cela peut sembler fou de faire cela pendant qu'on a mal à la jambe, mais il faut quand même étirer cette jambe (pour combattre directement cette contraction du muscle). Si cela est trop douloureux, tenez-vous debout, pieds nus sur une surface fraiche (idéalement les carreaux, pensez au sol de la salle de bain, mais les surfaces boisées comme les parquets en bois dur peuvent faire l'affaire si cela arrive en pleine nuit et qu'il ne vous est pas possible de marcher ou de vous réveiller complètement).

Il est aussi possible de se coucher sur le dos en allongeant la jambe directement vers le haut et la ramenant vers vous. Gardez cette posture pendant au moins deux secondes, changez de pied et répétez l'opération une fois de plus.

Vous pouvez également prendre une douche en laissant couler l'eau froide sur vos mollets de bas en haut pendant une minute en terminant avec de l'eau chaude sur le mollet pour relâcher la contraction du muscle. Faites suivre directement avec le massage du mollet de haut en bas (sans ou avec des huiles pour faire glisser tout en atténuant la douleur). Essayez de faire ce massage deux fois par jour pour faciliter la circulation sanguine.

Enfin, parce nous savons tous qu'il est fort possible que cela se reproduise encore pendant votre grossesse, il faut prendre en compte ces conseils supplémentaires : (i) levez vos jambes en calant un coussin sous votre mollet et votre pied pendant votre sommeil ; (ii) chaque soir, avant d'aller au lit, allongez-vous et pédalez pendant une minute.

L'IVU (Infection des Voies Urinaires) est assez courante et n'a aucun rapport avec le manque d'hygiène. Les causes supplémentaires sont : le fait de ne pas boire assez et de ne pas soulager votre vessie. Il existe deux moyens rapides pour empêcher cela ! Il existe aussi maintenant des antibiotiques sûrs pour bébé et maman qui peuvent être prescrits par un médecin.

La rage de dents : Il arrive parfois que vos dents et/ou vos gencives commencent à vous faire mal pendant la grossesse. Un remède naturel consiste à mettre une pincée de sel dans de l'eau tiède et de se gargariser avec trois fois par jour. Il faut faire attention au sel au deuxième trimestre. Mieux vaut voir un dentiste.

En plus de cela, continuez à vous brosser régulièrement les dents (si vous avez la chance de ne pas avoir de réflexe de rejet avec votre pâte dentifrice) et à utiliser du fil dentaire.

Assurez-vous de programmer votre prochaine visite chez le dentiste après votre accouchement.

Des coups/des difficultés : si au cours du dernier mois du semestre précèdent, vous ressentiez de légers coups au niveau de votre ventre, ce semestre, vous devriez être capable de ressentir des coups entiers, de possibles difficultés et des poings de côté, etc…, suivez le mouvement. Mais il faut les faire contrôler par votre gynécologue pour s'assurer que tout se passe bien.

> *Comment décrire ce ressenti ? Au début, c'est comme si une souris vous parcourait la côte, de bas en haut. Au prochain semestre, vous pourrez recevoir un vrai coup, par surprise, qui peut vous terrasser. Votre petit sursaut assorti d'un cri vous surprendra vous, et vos collègues aussi.*

La fatigue : S'il vous arrive d'être constamment fatiguée, assurez-vous d'abord que vous vous alimentez correctement (de la bonne nourriture avec les quantités qu'il faut), que vous vous reposez et que vous dormez au moins huit heures par nuit et que vous ne vous surchargez pas de travail. Si malgré tout cela, la fatigue persiste, il se pourrait que vous souffriez d'une anémie. Dans ce cas, il faut une supplémentation en fer et augmenter votre prise de calcium et manger des légumes tels que les betteraves.

Vous pourriez aussi boire une légère infusion de feuilles d'ananas avec un soupçon de miel tous les soirs. Mais il faut absolument consulter votre médecin à ce sujet.

Mon 2e trimestre

Période : _____

_____

_____

_____

_____

_____

_____

_____

_____

_____

_____

_____

_____

_____

_____

_____

_____

_____

_____

_____

_____

_____

_____

_____

_____

_____

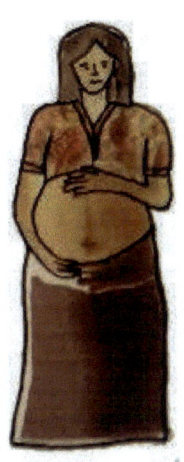

Troisième trimestre

Au cours du troisième trimestre de votre grossesse, vous êtes à la fois plus à l'aise avec l'enfant en vous, très soucieuse quant à l'accouchement et excitée à l'idée de tenir votre bébé dans vos bras.

En effet, dans la plupart des cas, vous n'avez plus de nausées ni d'aversions et vous êtes fixée sur l'alimentation qui est la mieux adaptée pour vous. Vous n'êtes plus tendue ; au contraire vous avez tendance à être plus gaie. La lassitude disparait et revient. Certaines femmes témoignent qu'elles deviennent hyperactives et plus productives durant cette période.

S'il s'agit de votre première grossesse, ce trimestre durera très probablement deux mois à deux mois et demi.

En effet, pour la première grossesse, vos mamans vous diront qu'elles s'attendent à ce que vous accouchiez avant la date prévue par votre obstétricien.

À ce propos, nous nous sommes souvent demandé pourquoi. Après avoir effectué certaines recherches, nous avons découvert qu'il existe un débat, sur les termes de grossesse chez les femmes africaines ou asiatiques, comparée à celle des autres femmes. On parlerait de terme ethnique à cet effet. Pour ces femmes on s'attend, en moyenne, à ce qu'elles accouchent une semaine avant la date prévue. En attendant d'en savoir plus sur la logique scientifique ou génétique qui explique ces différences, n'hésitez pas à poser des questions à votre obstétricien s'il/elle vous en parle.

Bien que *vous vous* soyez débarrassée de l'aversion pour certains aliments, il y en a d'autres qui persistent et de nouvelles intolérances apparaissent.

Le changement physique : la modification de votre corps se poursuit avec surtout la taille de votre ventre qui ne cesse de grossir. Bien que certaines femmes aient relativement de petits ventres qui ne pointent pas quand elles sont enceintes, pour la majorité d'entre nous, le ventre nous précède. Vous grossirez tellement que votre peau s'étirera de plus en plus. Il est important d'utiliser du beurre de karité de façon plus fréquente pour lutter contre les vergetures.

Comme mentionné auparavant, pendant la grossesse, vos cheveux vont pousser. Votre organisme produit des quantités plus élevées de progestérones qui, seules entraineront la croissance de vos cheveux qui deviendront plus drus et plus volumineux.

Quelques jours avant l'accouchement, songez à adopter une coiffure qui tiendra au moins trois semaines puisque les premiers mois avec le bébé sont quelque peu chaotiques et que s'occuper de vos cheveux sera l'une des dernières choses à laquelle vous penserez. Hydratez-les et évitez de trop les manipuler parce que quelques mois après l'accouchement, la texture et l'épaisseur de vos cheveux changeront.

Les difficultés à contrôler sa vessie : Le bébé qui pousse dans votre ventre exercera plus de pression sur votre vessie et les passages à la salle de bain seront très fréquents. À partir d'un certain moment, vous serez incapable de contrôler votre urine et vous aurez des gouttes d'urine sur vous. Les femmes qui sont confrontées à cette situation mettent des couches pour éviter de se changer constamment et pour pouvoir faire leurs courses à loisir.

Les douleurs dorsales : La douleur dorsale plus ou moins intense est le résultat d'un utérus qui se dilate et d'une prise de poids qui exerce une pression sur votre dos.

La douleur s'intensifie quand vous portez de lourds fardeaux, quand vous fléchissez votre corps au niveau de la taille ou en restant assise trop longtemps. Adoptez une posture droite, faites attention dans vos mouvements et restez confortable aussi longtemps que possible afin d'éviter l'augmentation de la pression sur votre dos.

Les étirements, la nage, la marche et les massages sont de bons moyens pour apaiser la douleur.

Les brûlures d'estomac : La consommation d'un steak de deux cents grammes peut être énorme pour votre estomac comprimé. Vous devriez continuer à prendre des repas aussi légers que possible. Évitez aussi de manger des repas complets tard dans la nuit.

Le gonflement des pieds, des chevilles et des mains : c'est connu sous le nom d'œdème et cela est causé par l'excès de fluide qui s'accumule dans vos tissus. C'est bénin et peut se voir quand il fait chaud et en fin de journée. Pour éviter les œdèmes, il faut éviter de croiser les jambes. Ce qu'il faut faire c'est lever les jambes, allonger les pieds, porter des chaussures confortables, beaucoup marcher, boire beaucoup d'eau (faire attention au dosage en sodium dans l'eau que vous buvez) et réduire votre consommation en sodium. Ces désagréments disparaissent souvent après l'accouchement puisque votre organisme aura éliminé l'excès de fluide. En cas d'œdèmes des membres inférieurs, il est toujours recommandé de consulter pour être sûr qu'il ne s'agit pas d'une toxémie gravidique qui peut avoir des conséquences fâcheuses.

Le manque de sommeil : sommeil, ô sommeil ! Mais où donc êtes-vous ? Je vous en prie, je veux dormir ! On dit que vous perdrez le sommeil quand le bébé viendra au monde. Mais la vérité est que c'est depuis la grossesse que vous perdez le sommeil. Le troisième trimestre se caractérise par le manque de sommeil pour des raisons physiques et émotionnelles.

Les raisons physiques parce que ce n'est pas facile de trouver une posture confortable pour dormir avec un ventre énorme. Cela conduit à se tourner et à se retourner en tous sens et à se sentir davantage fatiguée.

Les mauvais rêves et les émotions fortes (le souci, le stress et l'excitation) peuvent aussi perturber le sommeil ; car l'anxiété vous maintient éveillée.

Trouver le meilleur remède pour des nuits apaisées varie d'une femme à une autre pendant le troisième trimestre. Il s'agit pour chaque femme de trouver la meilleure façon de s'assoupir et des rituels de sommeil (les douches/bains chauds, les longues marches, les techniques de relaxation) et une bonne posture pour s'endormir.

Conseil : *une demi-heure ou une heure avant d'aller au lit, préparez une infusion de feuilles de corossol. Mettez deux à trois feuilles entières dans une casserole en y ajoutant un verre d'eau. Retirez-la du feu dès que cela bout. Buvez-la pendant que c'est encore chaud. Assurez-vous de vous soulager la vessie juste avant d'aller vous coucher pour profiter de trois heures de sommeil d'affilée au moins.*

Les soins personnels : dans quelques semaines, votre bébé sera né et deviendra la priorité dans votre vie. Vous aurez alors peu de temps, d'énergie et parfois peu d'intérêt pour votre personne.

En prévision de cela, consacrez-vous ces quelques semaines. Faites des choses qui vous donnent le sentiment d'être aimée et appréciée. Profitez de quelque moment de solitude ou en compagnie de votre partenaire. Voyagez et découvrez un nouvel endroit. Lisez, regardez des films et amusez-vous. Décorez la chambre du bébé ou réarrangez votre domicile. Achetez-vous un cadeau mémorable qui vous rappellera toujours cette période d'attente. Faites une réserve de vos produits cosmétiques, de même que de produits de soins pour la peau et les cheveux qui pourraient durer un mois au moins.

Enfin, ravitaillez-vous au supermarché et payez d'avance vos factures afin de ne pas être prise au dépourvu.

En Afrique, pour préparer la venue au monde du bébé, il est fréquent chez les femmes d'utiliser de la poudre de henné pour se laver dans le but de rajeunir la peau. On utilise également l'encre de henné pour dessiner des motifs minutieux sur les mains et les pieds pour marquer la maternité. Le style utilisé et les parties du corps décorées varient d'une culture à une autre.

Dans la tradition islamique, le baptême d'un nouveau-né est célébré le septième jour après la naissance du bébé. C'est généralement entre la naissance et la cérémonie qu'on rend la nouvelle maman belle avec du henné.

Cependant, si la maman ou le bébé ne se porte pas bien, la mère peut préférer qu'on lui mette du henné avant ou beaucoup plus tard après la naissance.

L'alimentation : au cours de la dernière étape de la grossesse, on encourage les futures mères à s'alimenter autant que possible pour gagner un peu de force pour l'accouchement.

Prenez garde à ne pas trop grossir, car cela accroit les symptômes probables liés à la grossesse tels que les douleurs dorsales et le manque de sommeil comme nous l'avons déjà souligné. Préférez les petits repas réguliers. Comme conseillé auparavant, trop manger n'est ni sain ni encourageant pour l'estime de soi. Rappelez-vous qu'il vous faudra perdre ce poids après l'accouchement. Plus vous grossissez plus le processus sera long.

Selon les experts, une femme enceinte a besoin de 2 500 calories par jour durant le troisième trimestre. Durant les huit dernières semaines de votre grossesse, on s'attend à ce que vous gagniez deux cent cinquante grammes par semaine puisque votre bébé prend environ un kilo et sept cent grammes pour un poids d'environ trois à quatre kilos à la naissance.

Assurez de prendre vos vitamines prénatales et ayez de bonnes habitudes alimentaires. La liste des aliments conseillés est la même que celle du second trimestre.

Cependant, certaines nourritures sont à éviter, car ayant les mêmes effets secondaires : ce sont, soit les brulures d'estomac ou le début naturel du travail (déclenchement des contractions).

Évitez :

- L'ananas
- La papaye
- Le citron
- Le poivre noir et le piment rouge
- Les boissons à base de fleurs d'hibiscus (bissap/oseille) sont vraiment délicieuses, mais elles abaissent la circulation sanguine et peuvent déclencher les contractions.
- Les épices : dans certains pays, certaines épices ordinaires sont utilisées par les femmes pour provoquer le travail (la cannelle).
- Manger des aliments qui ne sont pas frais, surtout les fruits de mer. Si vous n'êtes pas sûre qu'ils soient frais, abstenez-vous. C'est très dangereux pour votre santé.

 Le troisième trimestre de ma deuxième grossesse était particulièrement difficile.

Certains jours, c'est à peine si je pouvais remuer les jambes et les meilleurs jours, j'essayais de garder mon énergie pour les

mauvais jours. Monter les escaliers était pour moi une vraie torture. Aller aux toilettes en pleine nuit prenait vingt bonnes minutes, dont les quatre-vingt-dix pour cent consistaient juste à faire des navettes de la chambre à la salle de bain.

Tout a débuté lorsque j'ai commencé à ressentir une petite gêne en marchant, puis ce fut des douleurs intermittentes, et vers la fin, j'avais le sentiment que je serai incapable de marcher le jour suivant ou davantage. Une visite chez mon obstétricien qui a établi un diagnostic : j'avais ce qu'on appelle un diastasis symphisis pubis, en d'autres termes une luxation au niveau du bassin. Apparemment, mon bassin avait été tellement ramolli par mes hormones de grossesse qu'avec le poids supplémentaire exercé sur lui, les os s'étaient disloqués rendant le moindre mouvement douloureux. C'était réconfortant de savoir pourquoi cela faisait si mal, mais je me suis posé beaucoup d'autres questions après : à quel point cela était-il rare ? Comment le traiter ? Comment faire disparaitre cette douleur après l'accouchement, et définitivement, si possible ? Et si ça ne peut pas se guérir, comment prévenir cela ?

Malheureusement, mon obstétricien m'a recommandé auprès d'un physiothérapeute qui a aggravé les choses en me faisant faire des exercices qui mettaient à rude épreuve ces muscles déjà douloureux. Je boitais, et pire, je commençais à m'habituer à marcher ainsi. Il en fut ainsi jusqu'à l'accouchement. Pendant la première semaine après l'accouchement, j'avais du répit et je pensais avoir vaincu mon mal. Mais cela fut de courte durée. La douleur devint encore plus intense ; cette fois, je ne pouvais pas tenir mon gros ventre pour responsable.

Je programmais une visite postnatale anticipée chez mon obstétricien qui me proposa deux physiothérapeutes, dont celui que j'avais déjà consulté. Je décidai de tenter ma chance à nouveau.

Ce jour-là restera gravé dans ma mémoire. Je programmais une visite le jour même à 16 heures. J'arrivais à mon rendez-vous, peu convaincue, mais désespérée, pouvant à peine marcher. Après une rapide consultation, elle me fit faire deux exercices, insista doucement sur la zone sensible et me dit de me lever et de marcher. J'avais repris ma démarche normale ! Je ne pouvais pas y croire. Inutile de dire que je continuais avec elle pendant trois mois faisant une combinaison d'exercices, du renforcement des muscles, un exercice périnéal et des massages ! Je continue à pratiquer encore certains de ces exercices.

 Le troisième trimestre de ma seconde grossesse fut également rempli de stress. Tout d'abord, le fœtus prit plus longtemps que prévu pour se retourner (position tête vers le bas) en prélude à l'accouchement. Cela m'amena à changer quelques-unes de mes habitudes : je dormais systématiquement sur le côté gauche jusqu'à l'accouchement, préférablement avec un oreiller au niveau de mes hanches. Je m'adonnais à des mouvements circulaires du bassin plusieurs fois dans la journée ainsi qu'à des positions de yoga pour encourager l'orientation du bébé. Après quatre semaines, à l'approche de l'accouchement, le fœtus se mit en position souhaitée.

J'eus également un col de l'utérus non dilaté. Bien qu'ayant été très active pendant ma grossesse, les contractions prirent du temps pour se déclencher. On me recommanda une série d'actions et d'aliments à manger. Tout d'abord, la marche active, la danse, la prise d'escaliers et l'acupuncture facilitent la dilatation du col. Ensuite, les aliments tels que : l'ananas, la

pastèque, la cannelle, le fenugrec, le safran, les dattes, le miel, le jus d'hibiscus (bissap/oseille), l'huile de ricin, les excitants tels que le café et certains thés (à la framboise) et les plats épicés. Enfin, les rapports sexuels libèrent des hormones favorisant les contractions.

Quand aller à l'hôpital

En cas de :
1- Saignement (toute forme)
2- Vomissements continus
3- Manque d'appétit pendant des jours/semaines
4- Douleurs abdominales
5- Incapacité à sentir le moindre mouvement du fœtus pendant plus de douze heures
6- Perte des eaux

Mon 3e trimestre

Période : _____

_____

_____

_____

_____

_____

_____

_____

_____

_____

_____

_____

_____

_____

_____

_____

_____

_____

_____

_____

_____

_____

_____

_____

_____

_____

_____

_____

Préparer l'arrivée de Bébé

Cette liste présente les articles nécessaires (le minimum essentiel), ainsi que ce dont vous pourriez éventuellement avoir besoin pendant au moins les six premiers mois de la vie du bébé (chaque grossesse et chaque bébé est unique). Cette liste est organisée par thème.

TOILETTE/HYGIÈNE

Pour bébé
- Une lotion hydratante
- De l'eau de Cologne (selon les allergies qui existent déjà dans la famille)
- Des boules de coton (par mesure de sécurité, n'utilisez pas des cotons-tiges pour nettoyer le nez ou les oreilles de bébé)
- Pas de talc à ce stade. Il est vivement recommandé de ne pas en utiliser, car cela peut causer de l'asthme en plus les bébés sentent déjà bon ; en cas d'érythème fessier, il est possible d'utiliser celui que votre pédiatre vous recommandera, non parfumé et tenez-le loin de leurs narines.
- Une brosse à cheveux (aux États-Unis, vous en recevrez sûrement une de l'hôpital avec des dents en plastique vraiment ultra-souple. Elle peut même être utilisée pour le shampoing)
- Une trousse de secours
- De la vaseline et des compresses de gaz stérile (pour les soins de la circoncision)
- Un coupe-ongles arrondi pour enfant avec angles arrondis (il est conseillé de limer les ongles de bébé les douze premiers mois)

- Des couches pour nouveau-né (taille 1) : il ne faut pas acheter beaucoup de couches de cette taille à moins que votre bébé ne soit assez menu. Elles ne vous serviront que pour une à deux semaines environ. Si vous n'avez pas de préférence particulière, autant essayer quelques marques différentes pour voir laquelle convient mieux à votre bébé.
- Des lingettes de change non parfumées pour peaux sensibles
- Une poubelle à couches
- Un détergent non parfumé/sans colorant pour bébé ou des savons ordinaires
- Un humidificateur pour l'hiver (préférez celui dont il faut d'abord bouillir l'eau. C'est bon quand bébé attrape un rhume ou juste quand l'air est sec)
- Des médicaments pour le soulagement de la douleur et de la fièvre (normal) chez l'enfant (à demander à votre pédiatre)
- Des gouttes nasales salines, au cas où bébé attrape un rhume (très efficaces)
- Un thermomètre numérique (aux États-Unis, l'hôpital vous en fournira peut-être un à votre sortie)
- Un mouche-bébé

Pour maman

- Une crème apaisante pour l'allaitement (si vous allaitez)
- Des compresses mammaires jetables en pur coton/des coussinets d'allaitement uniquement jetables. Eh oui seulement jetables (si vous allaitez)
- Des serviettes de maternité, modèle maxi-long, minces (une à deux boites pour après l'accouchement)

BAIN

- Un shampoing pour bébé
- Gel corps (douche et/ou bain)

- Deux serviettes à capuche
- Une petite baignoire pour bébé, avec un transat de bain,
- Plusieurs gants de toilette

ALLAITEMENT ET ALIMENTATION

- Les biberons (sans bisphénol A). Il existe aussi des marques conseillées aux bébés qui souffrent de colique, car elles ont un dispositif particulier
- Un sèche-biberon et un goupillon (il se peut que cela soit inclus dans votre kit de démarrage lorsque vous achèterez vos biberons)
- Des bavoirs et bavettes pour l'après-tétée
- Un coussinet d'allaitement
- Un tire-lait si vous avez l'intention de nourrir bébé au sein. On vous conseille de différer l'achat ou de ne pas ouvrir la caisse jusqu'à l'arrivée de bébé, pour être sûre que vous avez la possibilité d'allaiter. Les tire-laits coûtent cher et ne peuvent souvent pas être retournés une fois ouverts. (Maintenant il est possible avec votre assurance de vous en procurer un gratuitement, dans certains pays)
- Des mini-sachets de congélation spécifiques pour lait maternel
- Des sachets de stérilisation au micro-ondes (cela vous évitera d'avoir à stériliser tous les accessoires du tire-lait dans une marmite d'eau bouillante à chaque fois. C'est vraiment très pratique surtout pour les mamans qui vont au travail). Il y a aussi désormais des combos séchage-stérilisateur très pratiques
- Des soutiens-gorge d'allaitement. Il faudra attendre les derniers mois pour en acheter, car vous allez probablement continuer à gagner en bonnet. Un ou deux suffiront avant la

naissance de bébé parce que votre poitrine continue à se développer

- Une chaise haute pour enfant, idéalement une qui soit inclinable et dispose d'une hauteur réglable, car il grandit avec bébé
- Des tasses pour les bébés âgés de six mois et plus (à bec, antifuites, sans bisphénol)
- Plats (bols) et mini-cuillères/fourchettes arrondies pour bébé.
- Un moulin à légumes pour réduire tout en purée.

VÊTEMENTS

- 3-4 bonnets (aux États-Unis, ceux de l'hôpital conviennent mieux à la tête d'un nouveau-né. Cependant vous pouvez toujours en acheter quelques-uns.)
- 20 bodies et grenouillères (avec une large ouverture au niveau de la tête et d'amples jambes ; ou façon kimono ou col croisé qui ne s'enfile pas). Ah et des brassières aussi !
- 4-8 pyjamas (ou dors bien) en coton ou tissu léger, avec mitaines/moufles intégrées pour les premiers mois de bébé. Il existe aussi des camisoles unisexes, avec un élastique en bas pour bien ternir les pieds de bébé ensemble, au chaud. Rien de plus confortable !
- 4-5 gigoteuses (légères ou plus chaudes en fonction de la saison). Certaines ont des attaches pour emmailloter bébé (ils adorent ça !)
- 6-12 paires de chaussettes
- 2-4 paires de chaussons
- 4-6 tenues de sortie (se faire beau, oui, mais privilégier le confort !)
- 5-7 couvertures pour bébé (pour l'emmaillotage)

DÉPLACEMENTS

- Un siège-auto, avec sa poussette (les duos offrent des remises intéressantes). D'abord faire une mini-sélection en privilégiant la sécurité de bébé, et profitez ensuite des remises
- Un siège-auto convertible, genre groupe 2
- Un kangourou, ou autre porteur de bébé (élingue/écharpe)
- Des écrans pare-soleil (pour protéger leur vue du soleil)
- Un sac à langer avec son matelas (prenez-en un avec une poche thermos isolante pour y garder du lait frais quand vous sortez et ne pourrez pas allaiter).

ÉVEIL ET JEUX

- Un tapis de jeux avec portique : un tapis coloré avec des objets amusants avec lesquels bébé pourra jouer, allongé sur le ventre
- Hochets (super, du son… du bruit ! ☺)
- Des anneaux de dentition (trois mois ou plus)
- 3-4 couvertures épaisses pour le siège-auto, pour pelotonner bébé ou pour étaler par terre
- Gym/Jeu de type Exersaucer (ils adorent sauter à en perdre leur petite tête, à partir de 4 mois)
- Des jeux d'éveil
- Des livres pour bébé.

CHAMBRE DE BÉBÉ

- Un berceau, un couffin ou une co-couchette (très pratique jusqu'à l'âge de six mois, en fonction de la taille du bébé. Cela permet à bébé d'être à vos côtés et pas dans un « trop grand » berceau)

- Un matelas ferme (un espace de moins de deux doigts entre le matelas et le berceau)
- 2 housses alèse
- 2-4 draps-housse
- Une commode ou une armoire
- Une commode à langer avec son matelas et un panier pour ranger quelques couches
- Un mobile musical (plus longtemps cela joue de musique, mieux c'est)
- Un babyphone (les moniteurs vidéo sont un bon investissement ; ils vous évitent d'avoir à vous lever pour vérifier si le bruit que vous venez d'entendre est un gazouillis ou pas)
- Une lampe, de préférence une lampe de chevet tactile (inutile de se lever au milieu de la nuit pour chercher un interrupteur ; bien pratique !)
- Une chaise à bascule munie d'un repose-pieds pour maman aux heures de tétée. Papa peut s'en servir pour bercer bébé
- Un panier à linge.

SÉCURITÉ

- Un détecteur de fumée et de monoxyde de carbone
- Tout un équipement pour la sécurité de bébé dès qu'il commencer à être mobile (barrières, cache-prises électriques, bloque-portes).

CE QU'IL FAUT METTRE DANS SA VALISE POUR ALLER À L'HÔPITAL

- Un baume à lèvres (ou du karité tout simplement !)
- Ne vous préoccupez pas d'amener votre plus jolie robe de chambre (à moins que vous ne désiriez la jeter à la poubelle après), prévoyez-en deux pour mettre par-dessus votre blouse d'hôpital quand vous aurez des visites
- Deux foulards de tête
- Un oreiller (si vous avez des préférences ou des choix particuliers)
- Vos effets de toilette habituels (y compris un peigne !)
- Des pantoufles
- Une tenue pour bébé à porter pour le retour à la maison (n'oubliez pas ses chaussettes)
- Une tenue pour maman à mettre au moment de quitter l'hôpital
- Un appareil photo et un chargeur
- Un téléphone cellulaire plus un chargeur
- Une liste de personnes à appeler/envoyer des emails à la naissance de bébé (au moins on n'oublie personne !)
- Un sac pour y mettre les habits que vous portiez en allant à l'hôpital

Information importante ! En rentrant chez vous, ramenez de l'hôpital tout ce qui vous tombe sous la main.

CES CHOSES QUE CERTAINES PERSONNES AIMENT, ADORENT OU DONT ELLES NE PEUVENT TOUT SIMPLEMENT PAS SE PASSER

TOILETTE/HYGIÈNE
- Les gouttes pour la suppression des gaz
- La crème contre l'érythème fessier

CONFORT

- Les sucettes pour bébé
- Les nacelles pour bébé (petit lit pour voiture, poussette, etc.)
- La balancelle (attention, certains bébés n'aiment pas du tout !)
- CD de berceuses (pour le coucher), ou munissez-vous de votre belle voix.

PARTIE II
L'ACCOUCHEMENT

Bébé peut arriver... à tout moment !

Que le médecin soit en train de programmer votre césarienne, de vous annoncer qu'il va vous déclencher à telle date ou de vous annoncer que vous avez atteint le cap des 36 semaines, six mots magiques l'accompagnent : « bébé peut arriver à tout moment ». Oui, le moment fatidique, celui que vous attendiez avec tant d'impatience est enfin arrivé. Bientôt, vous tiendrez dans vos bras ce petit donneur de coups.

En une fraction de seconde vous passerez de : « super !!! » (Enfin plus de gros ventre et je vais bientôt tenir mon petit amour dans mes bras) à « attendez, vous pouvez répéter ? » (C'est pour de vrai, c'est sur le point d'arriver. Je suis sur le point d'accoucher, au secourrrrs).

Il est normal de paniquer pendant un moment. Même si vous êtes une superwoman et que vous ayez déjà effectué toutes les tâches de votre liste, il y a de bonnes chances que votre esprit commence à errer en terrain inconnu. En vérité, il y a tellement de questions et de doutes qui surgissent rien qu'à penser que bébé s'apprête véritablement à sortir : qui sera présent pour me conduire à l'hôpital le moment venu ? Comment se passera l'accouchement ? Sera-t-il douloureux ? Vais-je donner naissance à un vrai pleurnichard ? Ai-je tout préparé pour l'arrivée de bébé ? Est-ce que le siège de la voiture est bien installé ? Serais-je capable d'allaiter ? » ; « Ai-je réellement tout ce qu'il faut pour bébé ? ».

Toutes ces questions s'enchainent, qu'il s'agisse de votre première ou nième grossesse. Donner naissance à un enfant est un tel miracle et une expérience hors pair, mais c'est très éprouvant pour les nerfs. Alors, nous allons essayer de partager avec vous quelques conseils pratiques afin de vous aider à vous préparer au mieux pour cette aventure.

Se savoir prête dans la limite du possible

(i)   *La logistique* : d'abord assurez-vous que vous disposez des documents nécessaires pour votre prise en charge dans l'hôpital ou à la clinique où vous devez accoucher ; et mettez-les dans votre valise. Ensuite, prenez les dispositions nécessaires pour régler le problème du déplacement (comment vous rendre à l'hôpital). Si possible, essayez de vous pré-enregistrer afin d'effectuer les formalités d'usage (assurance médicale, etc.). Dans les hôpitaux américains, cela vous aidera à gagner un temps précieux ; vous n'aurez pas à remplir la paperasserie administrative pendant vos intenses contractions. À part vous, une ou deux personnes devraient également connaitre le nom de l'hôpital ou de la clinique où vous avez envisagé d'accoucher (et le chemin pour y aller) afin de vous venir en aide au dernier moment (ah, et le nom de votre obstétricien aussi !).

(ii)   *La valise de maman* : conférez-vous à la liste des articles de bébé à la fin de la première partie, chapitre « Préparer l'arrivée de Bébé ».

(iii)   *Ce qu'il faut emmener pour bébé* : Généralement, aux États-Unis, c'est l'hôpital qui fournit les couvertures, les grenouillères ainsi que les bonnets. N'oubliez juste pas les vêtements à mettre au moment de quitter l'hôpital.
En Afrique, l'hôpital ou la clinique ne fournit rien, la plupart du temps ; alors, veillez à emporter les articles proposés ci-dessous :

Un bonnet pour nouveau-né (ou même prématuré pour qu'il ne glisse pas), trois grenouillères, deux tenues d'intérieur et une légère couverture pour chaque jour que vous passerez à l'hôpital. N'oubliez pas d'emporter des articles de toilette tels que le beurre de karité ou de cacao et du savon naturel. En plus de cela, vous aurez besoin d'une couverture épaisse et bien chaude.

(iv) *Contractions et perte des eaux :* S'agit-il vraiment de contractions ? En cas de doutes, d'abord, prenez bien note de vos contractions : leur régularité et leur durée. Faites-le pendant au moins trente minutes pendant que vous êtes allongée. Appelez votre obstétricien ou votre gynécologue pour l'en informer puis attendez le feu vert. Si vous perdez les eaux, prenez votre sac ; vous devez impérativement aller à l'hôpital sans attendre.

(v) *La péridurale/gaz hilarant, etc. :* Bien vous informer pour savoir de quoi il s'agit et si vous devriez l'envisager. Contrairement à ce que croient les gens, opter pour l'une ou pour l'autre de ces méthodes n'est pas une solution de facilité. Tout dépend de votre capacité à supporter la fréquence accrue, la durée et l'intensité de vos contractions. Il existe d'éventuelles séquelles et complications liées à la pratique de la péridurale (allant des douleurs lombaires à la paralysie, si elle est mal pratiquée). Aux États-Unis, le gaz hilarant n'est pas pratiqué. Au contraire, dans d'autres pays, c'est la seule méthode de gestion des douleurs proposée. Si vous êtes indécise, demandez à l'infirmière ou à la sage-femme jusqu'à quand vous pourrez encore en bénéficier. Comme toute chose dans la vie, l'information est capitale. Quand on prend une décision éclairée, les possibilités de regrets sont largement réduites. Vous avez encore le temps de vous décider.

En Afrique, la péridurale est aussi un choix que l'on discute avec un anesthésiste des semaines avant le terme prévu ou la date prévue pour l'accouchement. Cela laisse à la future maman le temps de décider ce qu'elle souhaite faire au jour J.

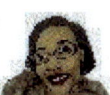 *Recourir à une péridurale « Si seulement j'avais su alors, ce que je sais maintenant ».*

À l'accouchement de mon fils ainé, j'avais opté pour une péridurale après trois heures de travail, et après avoir constaté que la dilatation progressait plus lentement. L'anesthésie péridurale a aidé pour les trois heures suivantes de contractions intenses. Ce choix m'a permis de continuer à vivre une très bonne expérience de l'accouchement. Je parvenais même encore à lancer quelques plaisanteries (interrompues d'avance par des ouilles et des aïe). Le revers de la médaille : la péridurale était tellement effective que j'en avais oublié comment j'étais censée pousser. Par conséquent, j'ai eu des déchirures. Avec le recul, je ne sais pas si mon choix aurait été différent.

J'eus aussi une péridurale avec mon deuxième fils, moins d'une heure après mon arrivée à l'hôpital et à cinq centimètres de dilatation. Mais j'étais loin de me douter que le travail irait si vite. J'étais prête à pousser, trente minutes à peine après la péridurale… qui n'avait même pas encore fait plein effet. Ce qui fait que mes sensations furent plus réelles que durant l'accouchement de mon fils ainé et je n'ai pas eu de déchirures. Rétrospectivement, je peux dire que je n'en avais pas besoin ; mais j'arrivais à peine à marcher du fait que je gérais d'autres douleurs durant ma grossesse et je ne voulais pas rajouter à cette peine.

Péridurale ou pas, vous trouverez confort dans la méditation et la prière.

(vi) *Le placenta : Aux États-Unis, quand une femme accouche, on offre le placenta à l'hôpital pour qu'il soit utilisé à des fins de recherches médicales. Dans certains pays, le placenta est précieux. Souvent, le père du bébé le récupère auprès du*

73

médecin ou des infirmières, puis il l'enterre profondément sous terre dans un pot en argile où il reste définitivement. Et il ne devrait être déterré en aucun cas.

Remarque : Exceptionnellement, à la demande de la patiente, il semblerait qu'on puisse le lui remettre sous forme de pilules à prendre. Ne soyez pas écœurée ! Cela n'est pas si inhabituel que cela, à ce qu'il paraît (on ne peut pas vous en dire plus, nous n'en avons pas fait l'expérience !) Il faut en effet noter que le placenta est aussi riche en fer et en vitamines B6 et B12 (pour l'énergie) qu'en œstrogène et progestérone qui sont très efficaces contre la dépression nerveuse.

L'accouchement par césarienne

La méthode d'accouchement préférée des « Hollywoodiennes » (cette stigmatisation est tout à fait écœurante et incroyable)

 Je suis une mère qui a accouché par voie césarienne. Je ne suis pas une célébrité ni ne désire le devenir. Je ne suis pas une fainéante encore moins une insensible. J'ai eu une complication dont la seule option de survie pour moi et mon bébé fut une intervention chirurgicale.

L'accouchement par césarienne est une expérience bien particulière. Il est souvent programmé suite à des complications, mais cela peut occasionnellement arriver quand survient une difficulté pendant l'accouchement par voie basse qui nécessite une rapide intervention pour sauver le bébé ainsi que la maman.

En fonction de l'heure à laquelle l'opération est programmée, vous partez en avance à l'hôpital. Une infirmière vous prépare en vous rasant les poils du ventre et du pubis. Quand les médecins sont prêts, on vous emmène en salle d'opération où on place un cathéter dans votre bras et un autre dans votre vagin pour récupérer urines et sang. Vous vous allongez sur le lit où on vous couvre le corps à partir du ventre jusqu'en bas.

Une anesthésie péridurale est administrée par un anesthésiste pour engourdir la partie inférieure de votre corps. Cependant, vous restez éveillée et tout à fait consciente de tout ce qui se passe autour de vous. Vous assistez à l'opération comme si vous viviez une expérience extracorporelle hallucinante.
C'est en moment-là que vous vous rendez compte de la grandeur de ce qui est sur le point de se produire. En effet, vous allez avoir un enfant grâce à la science.

Dans pareilles circonstances, gagnée par l'appréhension, cherchez l'apaisement dans la prière. L'opération commence avec le médecin qui pratique une incision horizontale dans votre peau au-dessus de l'os pubien, poursuivant sa trajectoire vers l'utérus pour entrer et faire sortir le bébé. Vous entendrez le cri de votre bébé en moins de quinze minutes. Une fois le bébé sorti, on coupe le cordon ombilical et on vous le montre avant de l'emmener pour l'examiner. Après cela, on procède à la couture. La procédure tout entière ne dure pas trente minutes. Vous voilà devenue maman !

Il y a un débat sur la question de savoir si l'accouchement par césarienne est un « vrai » accouchement étant donné que la femme ne pousse pas elle-même pour faire sortir le bébé. Ne nous embarquons pas sur des débats stériles. C'est uniquement en cas d'urgence ou de complication qu'on pratique une césarienne. De ce fait, elle comporte plus de risques que l'accouchement par voie basse. C'est aussi plus douloureux, favorise plus de saignement et nécessite une durée d'hospitalisation et un processus de guérison plus longs. Alors, voyez-vous, il ne s'agit pas d'une promenade dans le parc ni de vacances. C'est une opération chirurgicale.

Une fois que vous serez complètement recousue, on vous conduira dans votre chambre où on vous amènera le bébé si tout s'est bien passé durant l'opération. Il vous sera interdit de manger ou de boire pendant au moins vingt-quatre heures et une intraveineuse sera placée pour récupérer les fluides et des analgésiques vous seront administrés pour calmer la douleur.

Quelques heures après l'intervention, l'engourdissement de vos membres disparaitra et vous recouvrez votre mobilité, bien que vous restiez toujours couchée. Les médecins appuieront régulièrement votre abdomen dans le sens vertical en dessous des seins juste devant l'incision pour enlever les caillots de sang. C'est la première douleur atroce que vous connaitrez. Puis, une fois que l'anesthésie n'a plus aucun effet, vous aurez le sentiment d'être coupée en deux. Vous êtes ravagée par une douleur lancinante qui vous empêche de vous tenir en équilibre réduisant ainsi vos mouvements.

Le personnel soignant vous encouragera à marcher dans les 24 heures suivant la césarienne. Même si cela est inconfortable et douloureux, dites-vous que la douleur commencera à diminuer petit à petit dans les prochains jours (il faudra quand même limiter vos mouvements). Rester au lit plus longtemps que nécessaire, ne fera que rendre votre premier déplacement plus difficile à effectuer pour votre corps (qui rappelons-le, en a pris un coup).

Aussi, marcher aide avec le relâchement de gaz, qui sera le signal que vous pouvez recommencer à manger de la nourriture solide. Autrement, vous buvez du thé de temps en temps. Tant que vous n'aurez pas votre relâchement de gaz, vous ne pourrez rien manger de solide. Une rétention de gaz est dangereuse pour votre santé (cf. occlusion intestinale). Lors d'une première grossesse, la nouvelle maman ne mesure pas forcément l'importance du relâchement de gaz et, du fait des visites nombreuses et imprévisibles à l'hôpital de personnes plus ou moins proches, pourrait instinctivement refouler ce gaz. Surtout pas ! Dites-vous qu'il ne s'agit pas d'un moment intime, mais d'une urgence médicale. Bloquer le relâchement gaz a comme conséquences : (i) il devra être déclenché par le médecin ; (ii) le médecin ne peut autoriser une alimentation solide ; (ii) encore une fois, une rétention de gaz peut être dangereuse pour votre santé.

Cependant, vous devez déjà être en mode maman. Votre première expérience de l'allaitement commence. En général, après une césarienne, il n'est pas inhabituel de ne pouvoir produire du lait pendant les toutes premières heures. En outre, c'est très difficile d'allaiter les premiers jours après une césarienne : non seulement vous devez aider bébé à prendre le sein, mais aussi (primo) il se peut que vous n'ayez pas encore de lait et (secundo) trouver une posture confortable sans pour autant ressentir la douleur est plus facile à dire qu'à faire.

Vous pouvez stimuler la montée du lait en massant ou en pressant les seins. C'est difficile au début, mais une fois que bébé parvient à téter seul, le lait s'écoulera facilement. Si vous ne parvenez toujours pas à allaiter malgré toutes vos tentatives, un lait maternisé sera prescrit et donné au bébé.

En Afrique, les membres de la famille se relayeront pour vous assister en tout. Les visiteurs viendront de toutes parts pour vous féliciter, voir le bébé et apporter des présents (généralement des denrées alimentaires). Tout ceci est certes génial, mais il vous laisse cependant peu de possibilités de profiter d'un repos pourtant si nécessaire. En rétrospective, j'aurais dû passer la journée à dormir et à me détendre avant de laisser entrer et sortir les visiteurs jusque tard dans la nuit.

On lave les bébés dès le premier jour avec de l'eau chaude et cela, deux fois par jour. Mais il s'agit juste d'une toilette sommaire jusqu'à ce que tombe le nombril. Maman aussi a droit à un bain/douche chaud(e).

Une fois que les médecins vous autorisent à manger, votre alimentation sera essentiellement composée de :

- Fruits : oranges, pastèques
- Bouillie (la bouillie de mil ou une bouillie avec un peu d'arachides grillées sont recommandées)
- Légumes verts : nous avons beaucoup de feuilles qui ont des vertus thérapeutiques et qui purifient l'organisme comme les épinards et les autres herbes locales.
- Amidons de maïs, de manioc ou d'igname à manger avec des légumes verts sous forme de ragout

Mangez des aliments légers et des liquides. Abstenez-vous de toute nourriture épicée, pimentée, sucrée et grasse. Cependant, dans certains pays d'Afrique de l'Est, au début de l'accouchement, on donne à manger à la maman du poivre noir (contenue dans une soupe) pour stimuler la production du lait. Au Sénégal, de l'accouchement jusqu'au premier mois, la nouvelle maman sera nourrie de (i) soupe de pieds de bœuf, soupe de queue de bœuf accompagnée de pomme de terre pour gagner de la force et accélérer la guérison, et (ii) bouillie de mil mélangée avec du lait, du citron, de l'huile de palme ou d'olive pour produire une bonne qualité de lait.

Tout comme on vous disait de vous GAVER pendant votre grossesse pour avoir de la force et pour le bien-être du bébé, on vous encouragera aussi à MANGER abondamment pour être vigoureuse et être capable de nourrir le bébé. Encore une fois, il ne faut pas en abuser.

Pour avoir de la force, mangez régulièrement des aliments sains, faciles à digérer ; pas trop gras ou lourds et qui favorisent votre guérison. De toute façon, la majeure partie des nouvelles mamans se préoccupent plus à se débarrasser de l'excès de poids de la grossesse et à prendre soin du nouveau-né.

L'allaitement maternel exclusif vous aidera à perdre du poids de façon régulière.

MYTHES à débusquer :

- Si vous accouchez de votre premier bébé par césarienne, vous aurez forcément tous les autres par césarienne également. FAUX. Tout dépend de la cause de la césarienne et de l'espacement des naissances entre vos enfants. Après une césarienne, il est généralement conseillé d'attendre un an et demi, voire deux avant de concevoir un enfant.
- Si vous accouchez par césarienne, vous ne pouvez pas avoir plus de deux enfants. FAUX. Certaines femmes arrivent à avoir jusqu'à quatre enfants par quatre césariennes !
- Certains aliments tels que les glucides/hydrates de carbone contenus dans le pain, le haricot, la pomme de terre, les spaghettis, les boissons sucrées, le maïs et les friandises (sucreries/bonbons, les gâteaux) sont culturellement déconseillés après une césarienne. Ils ne favorisent pas la guérison, dit-on. Ceci est en fait médicalement erroné !
- Si votre maman vous a eu par césarienne, vous aurez vos enfants par césarienne également ! FAUX. La césarienne n'est pas héréditaire.

 Pour preuve, ma maman m'a eue par césarienne et j'ai eu mes deux garçons par voie basse !

L'accouchement par voie basse également appelé « Accouchement naturel »

En vérité, pour les puristes, accoucher naturellement signifie accoucher par voie basse sans recourir à aucun calmant ni à aucune méthode de gestion de la douleur. Mais, nous ne sommes pas des puristes.

L'accouchement tout à fait naturel est conseillé aux mamans beaucoup plus avisées, qui ont développé des aptitudes de respiration, de poussée, de relaxation et méthodes de gestion de la douleur. Si c'est vous qui allez pousser le bébé, ce sera alors un accouchement naturel.

Pendant que vous enfilez votre blouse d'hôpital dans votre salle de bain, vous vous trouvez confrontée à la réalité : le bébé arrive !

Vous vous allongez sur le lit ou alors commencez à faire les cent pas sachant que les plus longs et douloureux moments jamais vécus restent à venir (sauf si vous avez déjà souffert d'endométriose).

L'infirmière supervisera vos pouls (le vôtre et celui du bébé) et votre dilatation. Une fois que vous atteindrez dix centimètres, vous pourrez commencer à pousser. Passés les sept centimètres de dilatation, vous ne pourrez plus recevoir une péridurale. Essayez de vous détendre et économisez toute votre énergie pour pousser bébé à sortir. Les musulmanes trouveront force et tranquillité dans la prière en récitant quelques versets du Coran et en invoquant les noms d'Allah selon les bienfaits attendus.

Prête à pousser ? Votre obstétricien est surement passé vous dire juste bonjour à son arrivée. Il est maintenant clair que vous allez avoir ce bébé d'une minute à l'autre, quand il/elle fera une seconde apparition. À présent, il vous faut juste suivre les instructions. Poussez à partir du ventre quand on vous le demandera et respirez. Au fait, pas de problème si vous ne savez pas ce que vous faites. Personne ne vous en voudra pour cela.

« Je vois la tête » est la phrase que vous souhaitiez entendre depuis que vous avez commencé à pousser. Vous voulez y mettre toute votre énergie, mais allez-y prudemment, sinon vous pouvez avoir une déchirure. Ne poussez pas trop doucement non plus, le bébé peut être en détresse.

Les pleurs : bébé, maman, papa, mamie, sœur… Toute personne présente. La première personne à recevoir bébé formule des prières spécifiques pour bébé ; la maman peut ensuite poser bébé sur sa poitrine (peau contre peau) — cela favorisera d'ailleurs la montée de lait — ce, pendant que l'on coupe le cordon ombilical. C'est incroyable, magique : on en perd la voix. Votre bébé est finalement là.

Ce premier rendez-vous : la rencontre avec nos tout petits

Je formulais une prière alors que je regardais chacun de mes fils de très près : remerciant Dieu qu'ils soient nés parfaitement en bonne santé, bienheureuse que je sois encore là en vie, souriant, car l'échographie ne pouvait me dire à quoi ils ressembleraient et ce qu'ils ressentaient, et en admiration devant cette minuscule version de « moi ».

J'ai pleuré quand j'ai regardé mon bébé, reconnaissante pour ce miracle. On m'avait dit qu'elle serait petite à la naissance, mais elle fut plus grosse que prévu. Elle était aussi un peu grisâtre, cela semblait bizarre. Mais Dieu merci. J'ai prié tout bas pour qu'elle n'ait aucune anomalie et que le reste de la procédure se déroule sans difficulté aucune pour que je puisse rentrer avec mon bébé très bientôt.

La pesée, la mesure et la préparation : Tandis qu'une infirmière emmène bébé, le reste du personnel médical s'occupe de vous (en enlevant le placenta, etc.)

L'allaitement. C'est la première fois que vous donnez le sein à votre bébé. Ce dernier est à la fois inexpérimenté, affamé, immature sur le plan affectif ; et, enfin il a froid. Alors, soyez patiente, et essayez de le tenir le plus proche de vous et le plus confortablement possible (pour vous et pour lui). Si vous avez l'habitude de vous caresser le ventre de façon bien particulière, reproduisez ce geste contre la peau de bébé, pour lui faire comprendre qui est là. Laissez bébé prendre votre doigt. Voilà, il/elle tète ! Bébé se délecte du colostrum de vos seins qui n'ont jamais allaité avant. C'est un liquide blanchâtre riche en nutriments qui lui servira de nourriture jusqu'à ce que vienne le lait (dans vingt-quatre heures ou quarante-huit heures).

Il est fort probable que votre compagnon soit occupé à appeler des amis intimes et la famille et à acheter des fleurs, des ballons, des nounours, des vêtements pour bébé après cette longue attente. On vous demandera de ne manger aucun aliment solide et de boire beaucoup de liquides pendant quelque temps. (Youpi ! Vous pouvez profiter à nouveau des boissons bien fraiches).

Les nouvelles mamans sont considérées comme étant dans un état fragile. Elles étaient entre la vie et la mort, et de ce fait, on leur conseille vivement de ne pas parler au téléphone. Prenez trente minutes de repos. Ce que vous ne voudrez absolument pas entendre, du fait de cette excitation, cet excès de bonheur !!!

Mais, vraiment, vous devez le faire. Si l'hôpital vous le propose, essayez de ne pas passer toute la nuit avec bébé, mais demandez aux infirmières de vous l'amener pour le nourrir et pour la vérification des signes vitaux de maman et bébé. Si vous avez besoin de médicaments antalgiques, n'hésitez pas à en demander. Vous vous sentirez plus ou moins reposée pour la nuit suivante. Aussi, en voulant tenir votre bébé toute la journée, tous les jours, vous ne ferez que vous fatiguer tout en habituant bébé à dormir dans cette position et rendant difficile le retour au berceau. Mais quoi qu'il en soit, prenez absolument votre bébé dans vos bras s'il/elle est réveillé(e).

Aux États-Unis, il est exceptionnel de rester à l'hôpital plus de quarante-huit heures après un accouchement par voix basse ; cela ne serait pas couvert par votre assurance. Si vous êtes dans un autre pays, profitez de ce temps supplémentaire à l'hôpital pour vous reposer autant que possible avant de rentrer chez vous.

La circoncision

Aux États-Unis, c'est un jour après sa naissance que votre gynécologue/obstétricien circoncit votre garçon. Au-delà de sept jours (peut-être même avant), cette intervention sera considérée comme une opération, nécessitant alors une anesthésie générale. Beaucoup de gens pratiquent la circoncision pour des raisons religieuses (les musulmans et les juifs). Cependant, les arguments d'ordre médical ont joué un rôle très important ces derniers temps (l'hygiène réduit les risques d'infections au VIH/SIDA, etc.).

J'ai assisté à la circoncision de mes deux fils. C'est une intervention rapide pratiquée par des mains expertes et dépourvue des réalités socio-culturelles qui l'auraient accompagnée si c'était pratiqué en Afrique. Chez nous, il est de coutume que les garçons passent cette étape en groupe (de cousins au premier et au second degré) pour resserrer les liens familiaux. Ils deviennent de grands garçons. Bon, votre bébé aura juste anticipé son initiation.

Votre bébé ignore encore ce que c'est la douleur et ne peut faire la différence entre cette intervention et le choc qu'il a reçu auparavant. Il se mettra à pleurer puis se rendormira en l'espace de quelques secondes (comme pour une piqure). Les garçons plus âgés savent par contre ce qu'ils ont enduré et supportent moins bien la douleur.

Après l'intervention, on donnera au bébé un médicament pour nourrisson antidouleur et fièvre. Il vous faudra lui en redonner seulement en cas de fièvre. Le médecin ou l'infirmier vous montrera comment s'occuper du pénis circoncis pour les changements de couches et le bain pour les quelques jours à venir. N'ayez pas peur de le blesser, il vous suffit juste de suivre doucement les instructions reçues auprès de l'équipe médicale.

En une semaine, la circoncision guérira d'elle-même. Aux rendez-vous du troisième et du septième jour, le pédiatre vérifiera si elle est en bonne voie de guérison.

En Afrique, la circoncision se fait traditionnellement entre le septième jour (le jour du baptême du bébé) et jusqu'à quelques années plus tard selon la santé du bébé, les choix et coutumes des parents, etc. Cela se fait par diverses méthodes :

- La méthode traditionnelle
- La méthode simple ou non invasive

Le bébé ou l'enfant reste éveillé durant l'opération et pourrait ressentir la douleur après la coupure. Les médecins prescriront des calmants et il est important que vous traitiez le pénis, pour éviter les infections et assurer la guérison. On conseille souvent de bien écarter les jambes de l'enfant pour éviter un frottement, ce qui cause encore plus de douleur et retarde le processus de guérison, car l'enfant ne porte rien sous ses habits de circoncis.

PHOTOS

PHOTOS

PARTIE III
LA PREMIÈRE ANNÉE DE BÉBÉ

Bienvenue à la maison, bébé ! (Zéro à deux mois)

Voilà ! L'incroyable, mais exaltant moment où bébé quitte l'hôpital pour aller à la maison est arrivé : ce moment plein d'anticipation, d'excitation et d'appréhension. Serai-je capable de me lever toutes les deux heures, à moitié endormie pour changer les couches, mettre en pratique toutes les consignes de tous ces livres ingurgités des mois durant ? Impossible de revenir en arrière. Prête ou pas, bienvenue au club des mamans !

Le rendez-vous tant attendu avec votre bien-aimé a eu lieu, il y a juste quelques jours de cela. Il est probable que vous soyez encore bouleversée, nerveuse, cependant tout excitée par ce nouveau « point de départ ». Maintenant que vous allez à la maison, cette maison tout équipée et fin prête à accueillir bébé (bon, presque !), vous êtes désormais en plein mode maman. Cela ne sonne-t-il pas agréablement à l'oreille ? Maman ! Oui, en effet, cela semble bien extraordinaire et c'est le cas. (La plupart du temps, voyons).

Les premiers mois de bébé sont, à vrai dire, une phase de prise de connaissance entre votre bébé et vous, au cours de laquelle vous vous habituez l'un à l'autre, petit à petit. Que vous y croyiez ou pas, bébé sent et pressent vos humeurs et préférences.

Avant d'entamer cette nouvelle étape de votre vie, rappelez-vous que chacun vit une expérience différente ; et aucun enfant ne ressemble à l'autre. [Si vous comptez bien, on vous a rappelé ce mantra au moins trois fois dans ce livre ! Ah, la répétition est pédagogique]. Pourtant, à y prêter attention, vous pourrez bien retrouver quelques caractéristiques communes.

Ramener bébé à la maison

Le trajet du retour à la maison

Si vous vivez aux États-Unis, on vous exigera de placer votre petit bout de chou dans ce qui vous semblera être un immense siège-auto, loin de la chaleur de vos bras. Pas de quoi s'alarmer. Pour que bébé se sente bien au chaud et tout douillet : mettez deux petites couvertures sur les côtés pour maintenir la tête de votre bébé. Et c'est tout à fait normal si vous avez l'impression que le trajet du retour à la maison est « anormalement » plus long et plus rude. Ah maudites crevasses que vous n'aviez jamais vues auparavant, et auxquelles vous prêtez attention aujourd'hui, car vous avez peur pour votre bébé ! Et c'est fou le nombre de chauffards qu'il y a sur la route ce jour-là !

Quelques astuces

Prenez deux photos qui symbolisent le premier contact de bébé avec le monde extérieur : la chambre d'hôpital, la chambre de bébé ou votre chambre. C'est l'un des moments les plus précieux à immortaliser. Des clichés individuels, en famille, avec les frères et sœurs et la famille élargie sont de parfaites photos pour commencer l'album de bébé.

Puis-je ramener à la maison les effets qui se trouvaient dans le berceau du bébé ? Aux États-Unis, vous pourrez ramener un « doggie-bag » de l'hôpital (Les Amerloques font bien des doggie-bag pour tout, non ?). Les bonnets pour bébé fournis par l'hôpital s'ajustent parfaitement aux jolies petites têtes, et d'expérience, trouver un bonnet qui ne glisse pas n'est pas une mince affaire (si vous pouvez, ramenez-en donc deux ou trois avec vous en rentrant à la maison). Les mouche-nez de l'hôpital sont aussi plus arrondis et mieux adaptés aux nouveau-nés, comparés à ceux disponibles en grandes surfaces ou en pharmacie. Enfin, si votre fils est circoncis, vous trouverez également les doses individuelles de vaseline ainsi que les compresses de gaz prédécoupées (2.5 cms) qui vous feront gagner temps et argent. En plus, vous aurez l'impression d'être plus rapide et de savoir ce que vous faites en changeant la couche de ce petit bébé !

Bien faire la transition pour vivre « chez soi »

Les maisons peuvent être typiquement, soit plus bruyantes, avec plus de lumière et remplies d'individus excités qui aimeraient voir bébé, soit terriblement calmes. Dans tous les cas, bébé a besoin de s'adapter au nouvel environnement. Attendez-vous à plus de câlins nécessaires et avoir recours à plus d'une personne pour pouvoir faire dormir bébé.

Astuce : si bébé arrive éveillé à la maison (après quelques photos), changez-lui sa couche et donnez-lui le sein ou le biberon dans le meilleur endroit pour vous et pour lui. Si bébé arrive à la maison en dormant, le mieux serait que quelqu'un tienne bébé dans ses bras sur une chaise à bascule jusqu'à l'heure de sa prochaine tétée ou change de couche. N'oubliez pas, il ne s'agit que du premier jour, c'est tout à fait normal d'être plus indulgent et d'essayer de créer un bon premier souvenir de l'arrivée de bébé à la maison.

À présent, les décisions majeures concernant le premier mois de bébé – telles que « où dormir et avec qui » ? Quid de son bain ou de sa lessive – ont déjà été prises. L'encadré ci-dessous présente les articles de bébé nécessaires pour les deux premiers mois.

Les articles essentiels de bébé (0-2 mois)

2-3 bonnets

2-3 paires de moufles, chaussettes et chaussons

8-11 grenouillères

Au moins 7 pyjamas une-pièce à boutons, avec socquettes intégrées (ainsi, pas besoin de chaussettes pendant la nuit)

Vos premiers mois en tant que maman

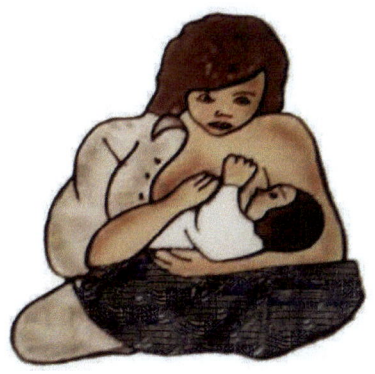

Nous avons dérogé à cette règle, qui veut qu'un bébé soit la personne la plus importante dans une maison, en parlant d'abord de maman et ensuite seulement de bébé dans ce livre.

- **Penser à soi**

Le plus difficile quand on est chez soi, c'est de devoir vous occuper de vous, en même temps que de votre bébé. Les nouvelles mamans passent tellement de temps à s'occuper du bien-être de leur bébé qu'elles en oublient qu'elles viennent juste d'accoucher et de ce fait ont besoin de s'en remettre. Penser à soi n'est pas égoïste, bien au contraire !!!

C'est là qu'avoir une amie proche, un parent ou un époux attentionné s'avère utile. Même s'ils ne peuvent pas se substituer à vous, ils peuvent préparer de la bonne nourriture, prendre le bébé si vous avez besoin d'une bonne sieste, de prendre un bon et long bain ou même de manger tout simplement.

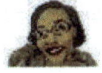 *Au Sénégal, il est courant que la nouvelle maman se rende chez sa maman, tante ou grande sœur pendant 1 ou 2 mois pour qu'elle puisse récupérer et se remettre en forme.*

Au Bénin, une nouvelle maman n'est jamais laissée seule pendant les premières semaines. Elle est assistée de jour, et souvent de nuit, par un membre féminin de sa famille (à part sa mère) ou de sa belle-famille.

▪ L'allaitement

Si vous pouvez, et si vous décidez de nourrir votre bébé au sein, il faut tenir compte de quatre éléments essentiels qui peuvent affecter votre production de lait et votre perception de l'allaitement réussi : la position, l'alimentation, le sommeil et les soins.

Nous prônons vivement l'allaitement pour la bonne et simple raison que le lait maternel contient tous les nutriments nécessaires au bien-être de votre bébé. Oui, toute autre alternative au lait maternel vise uniquement à se rapprocher le plus possible de sa nature et/ou composition. Toutefois, aucune alternative ne peut l'égaler puisque même la science reste catégorique sur l'avantage du naturel sur l'artificiel.

La durée minimale recommandée pour l'allaitement exclusif est de six mois d'affilée : le bébé est exclusivement nourri au sein (cela ne veut pas dire que le lait maternel ne peut pas être transvasé dans un biberon ! On fait uniquement référence à la source du lait). De ce fait, le système immunitaire de la mère assure une protection au bébé contre les maladies et les germes. La fréquence de l'allaitement dépend de l'appétit de votre bébé. En règle générale, avec l'âge, les tétées doivent se faire par intervalles de plus en plus longs. Au début vous aurez l'impression d'être tout le temps en train de donner le sein. En effet, donner le sein chaque heure pendant 30 minutes signifie que vous avez seulement 30 minutes pour que vos seins se reposent (vers six mois, bébé tète toutes les trois à quatre heures, pendant environ vingt à trente minutes). Prenez soin de changer de sein pendant l'allaitement même si bébé semble avoir une préférence pour l'un ou l'autre sein. Quand vos seins ont un trop-plein de lait (c'est à dire engorgés), ils deviennent douloureux ; cela peut vous causer une migraine et de la fièvre si une infection des mamelons s'en suit. Évitez de rester trop longtemps sans allaiter votre bébé ou pensez à extraire un peu de lait maternel lorsque le sein durcit.

i) Les positions adéquates pour bien allaiter bébé

Les positions classiques sont au nombre de quatre : la position la plus courante – celle du berceau ou de la madone, la position transversale, la position allongée et la position du ballon de football.

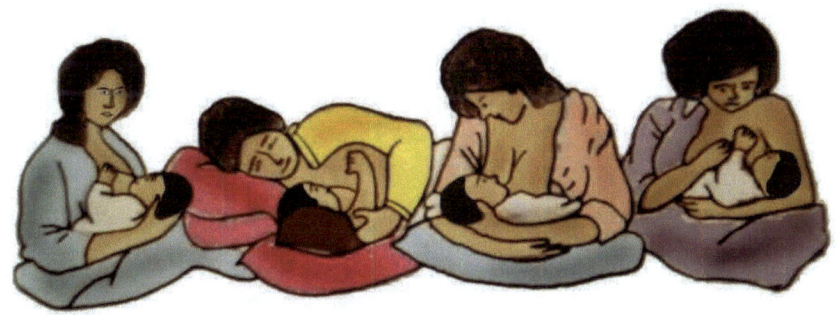

Image : les positions d'allaitement

Avant de renoncer à l'allaitement, essayez d'abord chacune des quatre positions pour vérifier celle qui vous réussit le mieux à vous et votre bébé. Une bonne tétée peut être définie comme étant la mise au sein optimale grâce au positionnement correct de votre mamelon dans l'axe nez-lèvres-mâchoire de bébé. Comment pouvez-vous être certaine que le bébé est en train de téter correctement ? Réponse : si cela ne fait pas mal, vous avez réussi !

Une position peut marcher pour un nouveau-né pour être remplacée par une autre plus confortable pour vous deux, deux semaines plus tard, après que bébé ait « maitrisé l'art de téter ». Vous êtes bien chanceuse si vous parvenez à allaiter tout en étant couchée sur le côté.

D'autres positions pourront être envisagées au cas où les quatre premières ne marchent pas tout à fait. Par exemple, avec un bébé qui a des reflux gastriques, la position « verticale » pourrait faire l'affaire à condition de s'assurer que la tête du bébé soit bien droite.

Bien qu'on vous ait raconté que l'allaitement maternel vient naturellement, tel n'est pas toujours le cas pour diverses raisons : bébé n'arrive pas à téter correctement ; maman ne produit pas assez de lait, ou encore, bébé n'apprécie pas le lait (dû à l'aigreur) de sa maman.

Si le bébé s'accroche mal, cela peut causer quelque inconfort au niveau des mamelons. Ce qui vous semble être « peut-être normal » parce que bébé tète beaucoup, peut vite dégénérer en infection sérieuse si vous ne le traitez pas. Rappelez-vous, cela ne doit pas faire mal, et ne fera pas mal si bébé est bien positionné. Un léger inconfort peut rapidement évoluer jusqu'à devenir une irritation, puis une rougeur et enfin une mastite (lacérations autour de mamelon infecté. Le traitement nécessitera des antibiotiques après une consultation médicale).

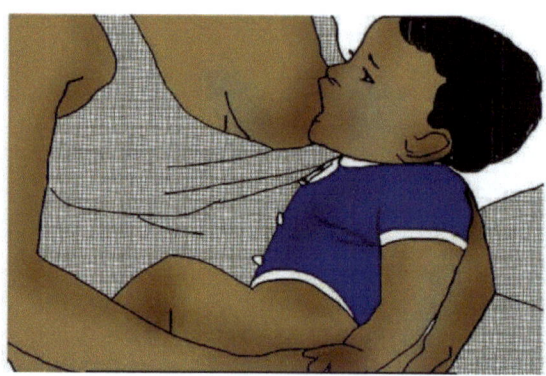

Image : La mise au sein

Le temps que bébé s'habitue, vous aurez peut-être des irritations autour des mamelons pendant les premiers jours d'allaitement. Il vaut toujours mieux être proactive et réactive. Ne minimisez aucune douleur, si infime soit-elle. Ci-après quelques astuces pour un soulagement rapide des mamelons douloureux :

- Éviter d'avoir les seins engorgés. Faites des compresses froides avec de la glace
- Frotter doucement pour faire pénétrer de petites quantités d'huile de coco (juste sur le mamelon) après avoir allaité bébé ; (les crèmes à la lanoline sont une solution de rechange)
- Masser entièrement le sein avant et après la tétée si vous avez les seins engorgés (les mamelons aussi). Vous pouvez utiliser du beurre de karité, car cela apaise la peau
- Nettoyer le mamelon avec de l'eau claire après l'allaitement (pas de tissu ni de coton pour éviter une irritation) et laisser sécher avant de porter le soutien-gorge
- Utiliser des compresses mammaires jetables en coton très doux à insérer dans votre soutien-gorge. Il faudra les remplacer une fois pleines : elles absorbent en effet le lait au lieu qu'il reste autour de vos mamelons.

N'oubliez pas également de changer de sein au bout de 15 minutes de tétée, si possible. Toujours alterner le sein avec lequel vous commencerez. En agissant ainsi, vous éviterez d'avoir un sein plus plein que l'autre et un mamelon douloureux ou crevassé. Au Bénin, les ainées recommandent d'ajouter de l'eau (minérale) dans du thé à base de plante locale qui joue le même rôle que les antibiotiques.

Surmonter les difficultés liées à l'allaitement : j'ai réussi à surmonter mon incapacité à allaiter en tirant du lait pour simuler la sucée du bébé. J'avais l'habitude de tirer du lait de chaque sein à des intervalles réguliers (bien que rien ne sorte au début) jusqu'à ce que le lait commença à couler naturellement et bébé put facilement téter. Simultanément, je dus changer mon régime alimentaire pour stimuler la montée de lait.

ii) L'alimentation

Cela ne vous surprend guère de lire que la qualité de votre lait dépend de votre alimentation. Vous produirez suffisamment de lait si vous mangez bien et buvez considérablement plusieurs fois par jour. Aussi, plus vous allaitez votre bébé, plus votre production de lait sera importante.

D'abord, si durant votre grossesse vous avez réussi à boire de l'eau, voici venu le temps d'en boire encore plus : au moins huit verres par jour. Le lait maternel est essentiellement composé d'eau (près de quatre-vingt-dix pour cent). Les tasses de thé, même les tisanes ne comptent pas, tout comme c'était le cas pendant votre grossesse. Les boissons caféinées et les sodas ne sont pas recommandés. Mais le jury n'a pas encore tranché sur leur transmission ou non dans le lait maternel. Pensez à boire un verre d'eau de préférence pendant ou après chaque tétée pour réapprovisionner votre organisme en eau.

S'en suit la nourriture : ce n'est pas par ordre d'importance. Certains aliments accroissent la production de lait. Rappelez-vous que, si vous allaitez votre bébé depuis sa naissance, il est entièrement nourri avec de l'eau riche en vitamines et en nutriments (le colostrum) durant les premières 48 heures. Plus tôt vous produirez du lait, plus courte sera la transition pour bébé d'un régime faible en calories à celui qu'il vous faut (ce dont votre bébé se nourrissait quand il était dans votre ventre), et plus rapidement bébé recouvra les quelques grammes perdus depuis sa naissance (du fait du changement de température : bébé utilise des calories pour se réchauffer).

Lors de la montée de lait, il se peut que vous ressentiez une douleur intense au niveau des seins comme les crampes des règles douloureuses. C'est bon signe ! Cela devrait passer après quelques allaitements [souvent deux ou trois].

Au Sénégal, on donne aux mamans de la bouillie de mil en guise de petit déjeuner. La bouillie peut être consommée seule, avec du citron et du miel, avec du lait frais ou caillé, avec du yaourt, avec de l'huile d'olive ou de palme, ou avec du beurre non salé. La bouillie de mil peut se faire avec de la poudre arachide et elle est alors consommé avec seulement un peu de sucre.

Soyez très attentive à votre corps et à celui du bébé, puisque l'un d'entre vous peut développer une sensibilité aux produits laitiers.

Au déjeuner et/ou au dîner, les nouvelles mamans se délecteront de soupe accompagnée de légumes et de protéines (poulet, viande, et pieds de veau).

Les légumes verts (ceux dont les feuilles sont vertes), les arachides (beurre, pâte ou poudre), les lentilles, l'avoine, les produits laitiers et certaines épices ou condiments (la cannelle, le fenouil, l'anis) stimuleront significativement et efficacement votre production de lait.

Nous vous suggérons quelques aliments et boissons à inclure dans votre alimentation

- Les légumes verts : les épinards et autres légumes verts (mais le gombo est à exclure)
- Les clous de girofles infusés dans de l'eau bouillante, le thé est bu une fois tiède
- Les cacahuètes ou arachides
- Les bouillies à base de maïs, de mil [sorgho] ou le tapioca avec du lait frais/crème fraiche
- Les aliments avec du pain de singe (fruit du baobab)
- Les aliments riches en potassium

Au Bénin, les aînées conseillent de s'abstenir de manger trop d'aliments sucrés, car ils affectent l'épiderme du bébé causant des tâches autour du cou, du corps et entre les jambes.

La bière est également réputée pour stimuler aussi la production de lait. À tester en petite quantité si vous consommez de l'alcool.

Si les tétées de votre bébé sont inférieures à la quantité de lait produite par votre organisme, la production de lait sera automatiquement réajustée à la baisse. Si vous souhaitez maintenir artificiellement cette haute production pour commencer à stocker du lait (pour la reprise du travail par exemple), vous devriez dès à présent, tenir prêt et fonctionnel votre tire-lait.

Vous avez deux options si vous souhaitez commencer à tirer votre lait :

a. Avant l'allaitement. Si vos seins sont engorgés, le débit de lait pourrait être trop rapide pour le bébé. Dans ce cas, veillez à bien masser le sein avant de le présenter au bébé – c'est la méthode milkshake. Mais si votre bébé n'arrive pas à téter trop longtemps et qu'il/elle s'endort), il/elle obtiendra surtout la part du lait la moins riche. Pour lui permettre de profiter pleinement du lait bien vitaminé, il serait meilleur de tirer le lait avant de donner le sein à bébé. Vous pourriez tirer votre lait 5 minutes avant la tétée et 5 minutes après, afin que la consistance du lait soit satisfaisante.

b. Après l'allaitement. Tirer le lait jusqu'à ce que les deux seins soient vides, ou pendant 10 minutes. Si votre bébé a seulement tété un sein, vous pourriez pomper uniquement l'autre sein.

Attention, votre organisme ne sait pas faire la différence entre le tire-lait et bébé. Votre production de lait restera artificiellement élevée.

Il faudra également garder à l'esprit que les besoins nutritionnels de bébé (et donc la consistance du lait) évoluent avec l'âge de bébé. Bien que le lait maternel puisse être conservé pour une longue durée, au début, il faudra que le bébé consomme la quantité tirée sous 24 heures. Cela pourra vous être utile si vous souhaitez faire une sieste, allez chez le coiffeur, allez faire une manucure-pédicure ou tout ce dont vous avez envie !

Inversement, si vous pensez que bébé ne tète pas assez (par exemple s'il continue à vouloir téter après que vos seins se soient désemplis, et qu'il ne semble pas être rassasié), tirer le lait après que bébé a fini de téter signalera à l'organisme qu'il lui faudra produire plus de lait. Vous devriez en avoir plus vingt-quatre heures plus tard.

Apport complémentaire : vous pouvez progressivement introduire le lait maternisé à partir du sixième mois, en complément du lait maternel. Votre pédiatre vous conseillera la meilleure formule pour votre bébé. Le lait maternisé est un supplément pour s'assurer que votre bébé est rassasié à chaque repas, si nécessaire. C'est aussi un moyen de réduire sa dépendance vis-à-vis de vous car vous devez reprendre le boulot après quelques mois et vous ne pourrez pas tirer votre lait au bureau.

Vous pouvez d'abord commencer à lui donner le biberon de lait maternisé pendant la journée puisque vous ne pourrez pas allaiter durant ces heures-là, une fois de retour au boulot. Tout comme le lait maternel, le lait maternisé devrait aussi être donné au bébé en fonction de son appétit. Vous lui préparerez un biberon toutes les deux à quatre heures, en respectant les indications de la boite. Si votre bébé ne semble pas être repu, préparez un autre petit biberon (après lui avoir fait faire son rot).

(iii) *le sommeil*

L'alimentation de la mère affecte aussi bien le volume que la qualité du lait. Cependant, même si vous mangez et buvez assez, vous pouvez continuer à produire une petite quantité de lait parce que vous êtes privée de sommeil.

Deux questions reviendront sans cesse après chaque accouchement. Primo, comment va le bébé ? (En passant, sachez que vous n'existez plus auprès des gens. Il n'est désormais plus question que du bébé). Secundo, arrives-tu à dormir ? Une fois sortis du ventre, les bébés doivent s'habituer à la lumière et à l'obscurité, mais ils sont incapables de distinguer la nuit du jour à moins que vous ne leur appreniez.

Vous avez surement déjà entendu ce conseil, et nous vous conseillons vivement de le suivre : dormez autant que possible ! En d'autres termes, cela se traduit par : suivez le rythme de bébé ou dormez quand votre bébé dort. Difficile à mettre en pratique si vous vivez seule, si vous avez un autre enfant ou si vous devez retourner travailler peu de temps après l'accouchement. L'autre alternative, c'est de faire la sieste à chaque fois que le besoin de récupérer se fait sentir. Dans tous les cas, Écoutez Votre Corps (#EVC).

(iv) *Prendre soin de soi*

En sus d'une bonne douche bien chaude pour se détendre, des tranches de concombre sur les paupières et des lotions hydratantes pour le corps, prendre soin de vous veut aussi dire reconnaitre la magnitude du choc que vous et votre organisme venez de subir. Il faudra absolument ajouter à votre routine de nouvelle maman : les massages, les exercices de Kegel pour rééduquer son périnée et cultiver le bien-être mental.

En matière de remise en forme, les sociétés africaines sont très en avance comparées à bien de pays occidentaux. Les nouvelles mamans reçoivent un massage intégral du corps avec du beurre de karité chaud en s'allongeant sur une surface dure. Chaque centimètre du corps est traité. Idéalement, vous bénéficierez quotidiennement de tels massages à peu près une semaine après l'accouchement naturel. Si vous avez eu une césarienne, rien ne presse ; laissez à votre corps le temps de cicatriser ! Récemment aux États-Unis, certains hôpitaux ont commencé à offrir une heure de massage aux nouvelles mamans avant qu'elles ne quittent l'hôpital. La portée est de toute évidence plus restreinte (les jambes, le dos, les bras/le cou), mais l'intention demeure la même. En Afrique, beaucoup de maisons de spa offrent une version moderne de ce massage traditionnel et certaines huiles essentielles sont utilisées.

Pour éviter et guérir d'éventuels maux de tête, un remède simple et efficace consiste à mettre un peu d'eau fraiche sur la tête en sortant juste du bain (en visant le milieu ; vous devrez normalement ressentir un soulagement immédiat). Il est aussi recommandé de s'allonger souvent, pendant de longues périodes, si possible.

Le périnée : Un élément important de l'agenda de la jeune maman, ce sont les exercices de Kegel. Il s'agit de rééduquer les muscles du périnée qui se sont relâchés durant l'accouchement : ils ont perdu de leur tonicité pendant la grossesse, puis l'accouchement et ont besoin d'aide pour se renforcer (c'est comme les muscles abdominaux ou dorsaux). Pourquoi vous sentir concernée ? Vous avez sûrement entendu parler d'incontinence chez les femmes. C'est la raison pour laquelle vous devriez travailler vos muscles internes. Pour les techniques, il faut demander à votre sage-femme et à votre obstétricien ou votre gynéco.

À l'inverse des questions traitées jusqu'ici, la dépression postnatale demeure un sujet totalement tabou. Toutes les sociétés reconnaissent, à l'unanimité, que les moments qui suivent l'accouchement représentent la période la plus délicate chez une femme. Au Sénégal, on demande aux femmes de ne pas parler aux téléphones portables le jour de l'accouchement. En Islam, donner naissance à un enfant est l'expérience la plus proche de la mort. Malheureusement, bien qu'on reconnaisse que les femmes aient vécu un moment émotionnel unique et intense, c'est à peine si on parle de ce véritable chamboulement et cette possible dépression. Il est même réprimé et ne devrait pas être affiché ouvertement. Pourtant, les maris et amis devraient savoir de quoi il s'agit afin de s'armer, pour ainsi pouvoir assister leur femme/amie quand elle en aura besoin. S'il vous plait, faites passer ce message important !

- **La dépression postnatale : parlons-en !**

 Beaucoup parlent de la dépression postnatale qui peut se manifester à des degrés différents.

Cela ressemble un peu au lendemain de Noël où vous avez reçu ce que vous désiriez ; mais voilà que la joie et l'euphorie qui l'accompagnaient ont disparu pour céder la place à la tristesse.

Je dois admettre que la première semaine que j'ai passée à l'hôpital (j'ai eu une césarienne) me rendit mélancolique pour diverses raisons parmi lesquelles je peux citer la douleur, la déception d'avoir accouché par césarienne, l'incapacité d'allaiter, et à cela s'ajoute l'absence de ma défunte mère au moment où j'avais le plus besoin d'elle. Je ressentis également cette même solitude les premières semaines où je suis rentrée à la maison. Les dizaines de visites s'estompèrent et chacun retourna à ses occupations. Mais moi, je restai « coincée » à la maison avec le bébé. Au Benin, une femme ne doit pas sortir de chez elle avant le quarantième jour de son accouchement (sauf pour les visites à l'hôpital). Au quarantième jour, elle prépare un repas qu'elle offre en guise d'aumône. Après cela, libre à elle d'aller où elle veut avec le bébé. C'est une sorte de protection contre le « mauvais œil ».

Il fallait que je me secoue et me débarrasse assez rapidement de cette tristesse et des idées noires. Non seulement cela ne m'apportait rien, mais surtout je devais réaliser ma chance. Alors, petit à petit, je devins active. Je passai plus de temps à concocter de petits plats. Je renouai avec des amis que je n'avais jamais le temps de voir ou d'appeler, occupée que j'étais. Je lisais – oh j'en ai dévoré des livres, ces livres que j'avais toujours voulu lire sans en avoir jamais eu l'occasion. Je me rattrapai sur les nouvelles émissions populaires et mes anciennes émissions préférées. Je m'adonnai à l'écriture. Je méditai et me promis de changer certaines choses. Je rêvassai aussi.

Autrement dit, je décidai de considérer désormais ma vie comme un nouveau départ. Un nouveau départ passionnant. J'étais devenue mère, en voilà un accomplissement. J'ai eu un joli bébé en bonne santé : je me devais d'être reconnaissante. J'avais désormais un rôle important à jouer : protéger, éduquer, guider et aimer ma fille. Et cet amour devait commencer par moi-même. Bien sûr, les moments difficiles sont toujours là pendant lesquels on se demande : « et s'il arrivait tel ou tel autre chose ? » ; « et si j'échouais ? » ; « et si ma fille ne m'aimait pas ? » (oui ça aussi !). Je devais avoir confiance en moi et prendre chaque jour tel qu'il se présente, en faisant de mon mieux. Après tout, si d'autres femmes ont réussi, pourquoi pas moi ? En tout cas, ces quarante jours passés à la maison m'ont ouvert les yeux et m'ont permis d'être mieux organisée, de déléguer, de compter sur les gens qui m'entourent et de créer des opportunités de divertissement.

La dépression constitue un trouble de santé grave dont on ne prend pas conscience rapidement. Si la tristesse, l'engourdissement, le discours négatif et même les idées encore plus sombres voire suicidaires, vous habitent pendant une longue période, je vous prie d'en parler à un médecin. Je ne dis pas un(e) ami(e) ni un membre de la famille, mais un docteur, un vrai. Dans les sociétés Africaines, on n'aborde pas de tels sentiments et de tels sujets, car ils sont considérés comme tabous et on les confond très souvent. On les considère comme de la mollesse ou de la faiblesse. Mais tel n'est pas le cas. C'est une maladie qui nécessite un diagnostic et un traitement pour votre bien et celui de votre famille.

- **La visite postnatale**

Six semaines après l'accouchement, il vous faudra programmer une visite postnatale pour vérifier que vos organes internes se sont bien remis de l'accouchement et que vos muscles de périnée se remettent bien également.

Pour les femmes qui ont eu une césarienne, vous irez voir le médecin tous les deux jours après l'accouchement pour vérifier vos points de suture et les désinfecter. Après la cinquième visite, si vous cicatrisez bien, on vous enlève les fils de suture (procédure indolore).

Il est également important de parler des méthodes contraceptives. À chaque femme la méthode qui lui convient, bien qu'il existe une large gamme de méthodes contraceptives. Si vous avez des problèmes avec la pilule, vous pourrez toujours envisager l'injection trimestrielle qui est moins connue, mais qui est compatible avec l'allaitement. Mais attention, toutes les méthodes comportent des inconvénients. Par exemple, l'injection d'hormones sous-cutanée stimule l'appétit (ce qui peut engendrer un excès de poids) et chamboule votre cycle. Vous entendrez beaucoup de choses, y compris des expériences qui vous feront peur, mais surtout discutez-en ensuite avec votre gynécologue.

Si vous choisissez de nourrir votre bébé exclusivement au sein (c.à.d. à la demande, et bébé est nourri uniquement au sein), vous êtes presque (quatre-vingt-quinze pour cent) à l'abri d'une grossesse. Mais si l'allaitement n'est pas exclusif, vous pouvez tomber enceinte dès le retour de vos menstrues.

Ironiquement, vous êtes tout aussi exposée, même en l'absence de vos menstrues, si vous avez des rapports sexuels non protégés tout en nourrissant votre bébé au biberon (de lait maternisé), même si c'est seulement de temps en temps.

Le retour de couches. Contrairement à la logique qui voudrait que vos menstrues apparaissent comme elles disparaissent, elles ne réapparaitront pas aussitôt après l'accouchement. Et même si elles réapparaissent tôt, faites-vous à l'idée que vous ne retrouverez pas votre cycle menstruel d'avant – du moins pas très vite. Attention, les saignements d'après accouchement (par voie basse) et lochies (pertes marron) qui suivent ne sont pas des menstrues. Vous pourrez déclarer avoir eu votre « retour de couches » une fois que ceux-ci auront complètement arrêté, et que de nouveaux saignements auront réapparu après une certaine période. La durée de cette période est très hétérogène parmi nous autres femmes ; elle varie aussi entre les grossesses.

Note : En Islam, on ne peut recommencer à prier qu'une fois que les saignements auront complètement disparu, ou, au plus tard, quarante jours après l'accouchement.

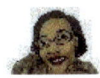 *Mon expérience ? 11 mois pour mon second fils, et 1 mois pour l'aîné ! Par contre, mon cycle était très irrégulier – utiliser la méthode contraception par injection cutanée n'a pas aidé !*

 Mes menstrues ne sont revenues que 14 mois après la césarienne. Coïncidence ou non, elles sont revenues une fois ma fille entièrement sevrée. Pourtant je n'étais sous aucun contraceptif, mais j'avais des rapports protégés.

- **<u>Le pagne de la maternité</u>**

En Afrique, après l'accouchement (beaucoup plus tard en cas de césarienne), on aide la femme à se remettre en forme. Vient en premier lieu le massage dont on a parlé plus haut, pour aider le corps à se rétablir. Ensuite, après chaque bain/douche, il est demandé à la maman de bien frictionner le ventre avec du beurre de karité (réchauffé entre les mains) pour aider le ventre à s'hydrater et à se régénérer puisqu'il rétrécit.

Pour accompagner ce processus, la nouvelle maman porte un pagne de maternité, bien serré, placé haut, du début du ventre au niveau des hanches). Le pagne, souvent en pagne tissé, est enroulé plusieurs fois jusqu'à ce qu'il serre bien la taille. Vous pouvez mettre vos habits normaux au-dessus du pagne. Aux États-Unis, certains obstétriciens peuvent commander pour le compte de la patiente des gaines pour le ventre (avec côté adhésif). Récemment, Hollywood a copié ces bonnes techniques. Les vedettes visent le même effet en utilisant désormais des corsets très serrés.

Remarque : Cette méthode fait son effet durant les huit semaines après l'accouchement. Il doit être accompagné d'exercices pour renforcer les muscles abdominaux et dorsaux.

Les premiers mois de Bébé (et ces choses qui peuvent arriver)

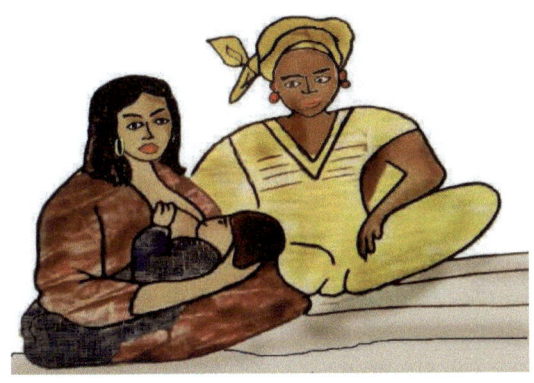

Nous avons décidé en toute conscience de ne pas aborder la question du nom de bébé dans les chapitres précédents. Dans la tradition islamique, le prénom du bébé est révélé à la cérémonie du baptême qui a lieu après la naissance du bébé (le nombre de jours dépend de la culture dans chaque pays).

Pour ajouter une touche culturelle africaine, le prénom est discuté entre les deux parents et approuvé par les grands-parents (sauf si vous envisagez de donner à bébé le nom de l'un d'eux, auquel cas, ce sera une surprise pour ce grand-parent. Afin de raffermir les liens de parenté parmi la famille élargie, le bébé porte souvent le prénom d'un(e) membre de la famille élargie, en vie ou décédé(e) avant la naissance du bébé.

Cependant, le choix de cet homonyme n'a rien d'un hasard : c'est un choix réfléchi, car on est fermement convaincu qu'en grandissant, le bébé héritera de sept traits de caractère de son homonyme. Par coutume, le premier prénom du premier bébé était choisi parmi un des membres de la famille du mari. Le premier prénom du deuxième bébé est choisi du côté de la famille de la nouvelle maman. Mais rien n'est figé : surtout quand il y a plusieurs prénoms !

- **Le sommeil**

Bébé dort beaucoup, mais pas forcément aux heures que vous souhaitez.

Les nouveau-nés dorment vingt à vingt-deux heures par jour. Si vous sentez que les heures de sommeil de votre bébé sont inférieures/supérieures à cela, c'est parfaitement bien. Vous découvrirez bientôt qu'avec les bébés, la plupart des faits sont basés sur des « moyennes ». Votre fille ainée peut avoir été une grande dormeuse, alors que votre petit dernier pourrait se montrer un peu trop « éveillé » à votre goût.

Que faire si bébé ne dort que la journée pour rester éveillé la nuit ?

D'abord, essayez de suivre le rythme de bébé durant la première semaine. Deuxièmement, vous devriez progressivement réduire le nombre d'heures de sommeil pendant la journée. Aussi, pendant la journée, ne vous préoccupez pas trop de réveiller bébé avec du bruit ou de la lumière. Souvent, les nouvelles mamans veulent tenir bébé loin de toute nuisance. C'est le fameux : chut, il ne faut surtout pas réveiller bébé. Ce qui contribue souvent à des enfants, des adolescents ou des adultes trop sensibles plus tard : Il leur faut une atmosphère spéciale pour pouvoir dormir (un lit ni trop dur ni trop mou, leur oreiller, un silence total les rideaux tirés, et on en passe). L'essentiel est que votre bébé sache faire la différence entre le jour et la nuit, le plus rapidement possible. Apprenez-lui que vous le/la laisserez dormir pendant la nuit. Pendant la journée, empêchez bébé de dormir plus de trois heures d'affilée (c'est réservé pour la nuit ☺). C'est une leçon importante à retenir parce que c'est pendant la nuit que grandissent les enfants.

Il n'y a cependant aucune recette miracle. Il faudra s'armer de patience ; trouver une méthode, qui fera comprendre au bébé que pendant la nuit on dort et on ne joue pas, prendra du temps. On vous suggère de faire des activités distinctes pendant le jour pour indiquer la lumière du jour et d'épuiser l'enfant de sorte qu'il puisse dormir profondément pendant la nuit. Une autre astuce consiste à mettre un éclairage faible à l'heure du coucher et à allonger bébé éveillé (mais très fatigué) jusqu'à ce que le sommeil le prenne. Petit à petit, l'organisme de bébé s'adaptera à ces nouveaux horaires.

Un moyen très efficace d'apaiser bébé et de l'aider à s'endormir consiste à le porter au dos et à marcher à travers la chambre tout en fredonnant un peu. Faire les cent pas, non pas de manière rapide, mais plutôt pour créer une routine, fonctionne à merveille. Vous courez le seul risque que bébé devienne « accro » et n'accepte de s'endormir que quand il est porté au dos. Par conséquent, il est recommandé d'alterner plusieurs méthodes et ne pas dépendre d'une seule.

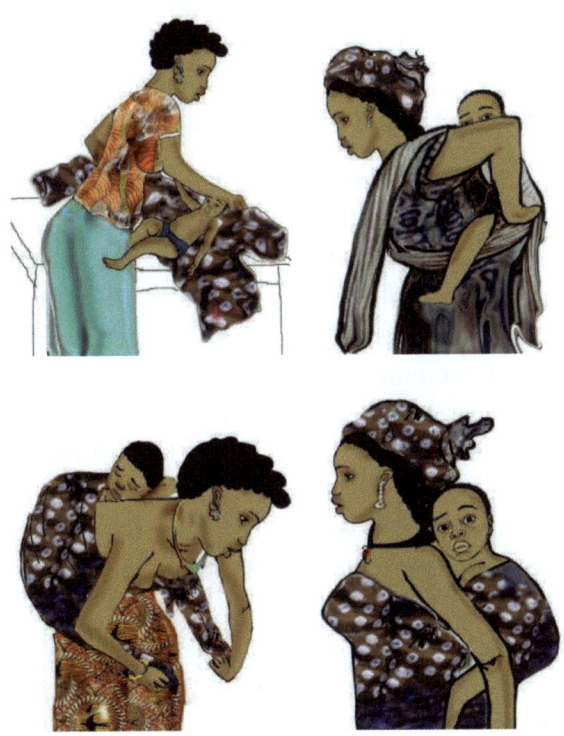

- **Nourrir bébé**

Bébé mange-t-il assez ?

Pour répondre à cette question, deux indices vous seront utiles : le nombre de fois que bébé tète (et la durée de ses tétées) et le nombre de couches humides changées en 24 heures. Comme règle d'or, nourrissez bébé à la demande et changez-lui sa couche peu (quelques minutes) après une tétée.

Ah une chose, il arrive très fréquemment que vous ayez à changer la couche de bébé en pleine tétée, ou juste après parce que bébé aura fait ses selles ; donc autant attendre de changer les couches de bébé après, à moins que cela ne puisse pas attendre !

Si vous avez une belle-au-bois-dormant (ou un bel ourson), veillez à ne pas sauter de tétée en évitant de le/la laisser dormir plus de trois heures de temps d'affilée. À ce très jeune âge, vous devriez nourrir bébé à la demande et toutes les deux heures au minimum.

Bon, il est très difficile de réveiller un bébé, voire même délicat, drôle des fois, mais également important. Alors, nous allons essayer de partager avec vous quelques astuces qui ont marché pour nous. N'hésitez pas à chatouiller bébé, lui gratter les orteils, ou secouer légèrement les extrémités, etc. Bref, essayez tout ce que vous pouvez pour lui rendre le sommeil difficile. Ôtez-lui ses moufles, chaussettes ou chaussons ; placez une serviette humide (température ambiante) autour de ses mains et pieds d'abord, le front ensuite et le torse en dernier recours. Si bébé s'obstine à dormir, ôtez-lui couvertures, couches de vêtements, ou encore, changez sa couche. Si après tout cela, bébé dort encore, rebelote ? (Rires). On vous a prévenu, vous devez vous armer de beaucoup de patience.

- **La toilette de bébé**

Que faire du cordon ombilical du bébé ?

Il faut attendre qu'il tombe de lui-même. Quand vous changez la couche de bébé, il suffit juste de l'envelopper. Il ne faut ni frotter ni tirer, le restant du cordon partira de lui-même.

En Afrique, le cordon ombilical est sacré. Il symbolise l'âme. De ce fait, une fois qu'il tombe, il est conseillé de le mettre dans une boite en l'enveloppant d'abord et de le garder à l'abri des regards. Il ne devrait en aucun cas tomber entre les mains d'une personne ou être jeté.

Vous ne pourrez pas immerger bébé dans une baignoire pour lui donner le bain jusqu'à ce que le cordon se détache de lui-même (au maximum dix jours après la naissance).

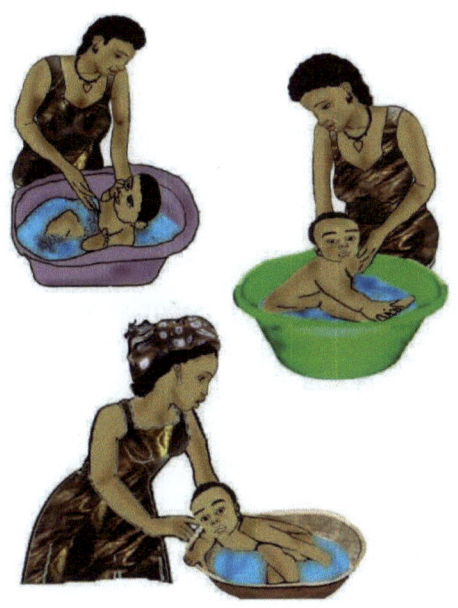

Par contre, en attendant, vous lui ferez sa toilette sur une table à langer par exemple. Vous aurez besoin au minimum, d'un gant de toilette, d'eau, de savon et/ou de shampoing et une serviette.

Est-il conseillé de faire un massage à bébé ?

Au Sénégal et dans plusieurs pays d'Afrique et d'Asie du Sud, les bébés reçoivent un massage complet de la tête aux pieds. Il ne s'agit pas d'une chose facultative ou à la mode, mais plutôt une étape obligatoire profondément enracinée.

Imaginez que vous soyez restée recroquevillée pendant neuf mois, confinée dans une boîte. N'auriez-vous pas envie d'un bon massage ? Il est bien entendu, qu'il ne s'agit que d'une simple analogie, car les bébés sont très, bien trop fragiles. Avez-vous remarqué comme les bébés émettent sans cesse des piaillements ou font de drôles de bruits sans oublier le fait qu'ils s'étirent de temps en temps dans leurs lits lors des premiers jours ?

L'objectif du massage est d'aider bébé à détendre son corps en douceur dans son nouvel état naturel, c'est à dire allongé. Ce massage devra se faire avec du beurre de karité, de l'huile de coco/avocat et vierge, ou autres huiles naturelles, vierges et douces afin d'éviter toute friction.

Conférez-vous à l'encart ci-après pour savoir ce qu'il faut faire et ce qu'il ne faut pas faire concernant les techniques de massage pour bébé. Conseil : il est préférable de procéder au massage avant le bain. Ainsi vous n'aurez plus besoin de réhydrater la peau de bébé après la toilette. C'est bien calculé, car bébé aura probablement sommeil et/ou faim après le bain !

Les rituels du massage

En Afrique, faire prendre un bain à un bébé et à une femme qui vient d'accoucher est un rituel dont se chargent uniquement un nombre assez restreint de femmes dans chaque communauté. Ce sont des masseuses, qui ont maîtrisé cet art de génération en génération en observant des femmes de leur entourage.

Le massage de la maman et celui du bébé sont complètement différents. La chaleur constitue le seul élément commun. En effet, la vapeur d'eau et l'eau chaude avec des plantes locales macérées serviront à réveiller les muscles et préparer le corps.

Si les mouvements des mains sur le corps et le ventre de la femme sont destinés à détendre celle-ci et à tout remettre à l'état initial dans l'organisme, le rituel de bébé quant à lui, est accompagné de beaucoup de mouvements.

Les massages diffèrent selon les pays et les cultures. Dans certains pays, ce n'est vraiment pas pour les cœurs fragiles et les mamans très souvent n'y assistent pas. Toujours bien veiller à confier bébé à des mains expertes et expérimentées. On commence par passer une serviette chaude sur le corps nu de bébé, puis étirer un à un les membres – jusqu'aux extrémités avec des mains enduites du beurre ou de l'huile de son choix.

Pour commencer, on presse bébé tout au long de son corps avec un gant de toilette chaud et humide puis on étire petit à petit et on lui fait faire quelques mouvements. On raffermit aussi les fesses de bébé. Il existe plusieurs variantes. Dans certains pays, on tient aussi le bébé ensuite à l'envers, et/ou par les mains. Dans d'autres, on lui fait faire des bonds dans l'air. Les tout premiers jours, bébé pleure forcément et dort beaucoup après parce que tout son corps est épuisé, il finit par sourire (surtout quand on le tient à l'envers !).

Les anciens justifient cela en donnant trois arguments : d'abord, cela facilite la circulation sanguine ; ensuite, cela permet au bébé de bien dormir la nuit ; et pour finir, cela symbolise bâtir le courage et l'intrépidité chez le bébé.

Seules les personnes expérimentées sont habilitées à manier ainsi un bébé. Sinon, donnez simplement à bébé un bain chaud et massez-lui le corps très doucement avec le gant de toilette.

Prévoir minimum 15 minutes. Vous pourriez aussi associer votre conjoint ; prenez votre temps c'est un moment de communion avec votre bébé.

Les premiers jours écoulés, vous immergez petit à petit de cet océan aux forts courants imprévisibles. On vous propose un petit résumé des choses qui méritent votre attention.

(1) *Les soins corporels et capillaires*

Les lotions organiques sont préférables. Cela dit, si votre bébé est né en hiver, de l'huile d'amande pressée à froid ajoutée à une lotion procure à la peau une dose additionnelle d'hydratation. Le beurre de karité est aussi un favori. La gamme de produits destinés aux soins de la peau et des cheveux de bébé est époustouflante. Le savon noir et le beurre de karité naturel sont souvent des produits de base pour le nettoyage de la peau et des cheveux. Si vous avez rasé les cheveux de bébé, veillez à hydrater son cuir chevelu et lui faire un shampoing régulièrement. En Afrique dans la tradition islamique, on rase entièrement la tête de bébé au septième jour.

La peau des bébés peut souffrir de desquamation au niveau des mains et des pieds. Dans ce cas, l'utilisation de crèmes hydratantes est nécessaire. Il se peut aussi que bébé naisse avec des éruptions cutanées. Elles disparaitront d'elles-mêmes sans qu'aucun traitement ne soit nécessaire, y compris pour celles qui ressemblent à des taches de naissance (bleues ternes) sur le dos et les fesses.

(2) Les soucis de santé

- *Fièvre*

La fièvre est définie comme les températures au-dessus de 37,5° si elle est prise sous l'aisselle, 37,8° pour le front et 38° si vous utilisez un thermomètre rectal. Si bébé a de la fièvre, appelez juste le pédiatre sur son numéro d'urgence ou rendez-vous à l'hôpital. Si la peau est juste chaude, poser des serviettes humides sur son front, ses joues, son cou, son torse ainsi que les plis de ses bras et jambes peut aider. Mais ne laissez jamais la fièvre persister au-delà de vingt-quatre heures sans emmener bébé chez le médecin ! Règle simple à retenir : un enfant ne doit pas avoir de fièvre, car cela peut affecter leur développement.

- *Colique et Reflux gastrique*

La colique est de loin le terme le plus recherché sur internet par les mamans, ex-aequo avec le mot reflux. La colique rend les bébés grincheux, on en déduit donc que tous les bébés bougons souffrent de colique (une de vos amies vous en a surement parlé, pas vrai ?).
Les reflux eux s'expliquent par l'immaturité du système digestif de bébé. Pour les parents désespérés, les pharmacies regorgent de sirop, de gouttes, de comprimés, etc. malheureusement, il n'existe pas de remède miracle ; et en plus seul un tout petit nombre de bébés souffrent *réellement* de colique.

- *Reflux gastro-œsophagien*

Le reflux est courant chez les bébés et varie en degré de sévérité. La plupart des bébés ont des reflux, avec des régurgitations occasionnelles de lait. Tandis que d'autres vomissent juste après chaque tétée. Puis, il y a ce qui existe entre les deux. Pour prévenir les reflux de lait, tenir bébé tout droit pendant et après les tétées, et bien lui faire faire son rôt.

Si le reflux est plus grave, vous pourriez aussi essayer de diviser chaque tétée en deux, et faire faire à bébé son rôt au milieu de la tétée. Incliner le matelas de son berceau permettra également de soulager bébé, bien mieux que la position classique qui consiste à coucher bébé sur le dos sur une surface plane. Si vous n'avez pas de plan incliné ou de cale tête, vous pourriez mettre des couvertures roulées sous le matelas pour reproduire le même effet. Il ne faut pas essayer cette méthode pendant la nuit, mais le jour sous votre supervision ou celle d'autrui.

Mon second fils avait des reflux gastro-œsophagiens plus ou moins sévères. Il pleurait souvent entre ses tétées et gémissait souvent, mais vomissait très peu. Dès qu'on le mettait au lit, il se réveillait. Le lait passait quelquefois par ses narines. Je m'en suis ouvert à son pédiatre, qui m'a annoncé que c'était une maladie assez courante chez les nouveau-nés. Les causes étaient toutefois différentes. Dans mon cas, le bébé avait développé une intolérance au lactose qui passait dans mon lait. Ce jour-là, j'avais acheté plusieurs parfums de mon yaourt préféré, dont une nouvelle recette – fraise-rhubarbe, quand le pédiatre m'a demandé d'arrêter de consommer tous types de nourriture contenant du lactose pendant 6 mois ! Aïe aïe aïe, je m'en souviens encore. J'ai appris malgré moi tout ce qui contient du lactose, car chaque fois que j'en consommais bébé avait des reflux plus ou moins sévères. Ouste le beurre, le lait, les fromages, certains pains, le yaourt et autres finesses. Finis les gâteaux, crêpes, chocolats, crème caramel ou brûlée, lasagnes, gratins, quiches, etc. pour un bon moment. Je rêvais même de toasts avec du beurre ! Plus tard, cela m'a permis de découvrir de nouvelles recettes, après avoir acheté tant de lait de coco pour remplacer le lait... Et pour couronner le tout, à ses six mois, ce petit coquin a adoré le yaourt de suite, comme s'il voulait me rappeler les moments de torture que j'avais vécus !

- **Constipation, Gaz**

La constipation : les bébés nourris avec du lait maternisé sont plus susceptibles d'avoir une constipation non seulement durant les tout premiers jours de tétée, mais aussi pendant cette première année en général.

Les bébés nourris au lait maternel eux, sont susceptibles d'émettre du gaz avec plus ou moins de bruit. Ils sont inodores, juste bruyants. Éviter certains aliments, tels que le chou, les sauces pimentées, etc.

Ah, pendant qu'on y est, parlons des selles de bébé. Pour les bébés allaités, les selles n'ont absolument aucune odeur, et sont de couleur jaune or. Ne vous alarmez pas si, passées les six semaines, bébé ne fait pas de selles pendant quelques jours d'affilée ! Les bébés allaités exclusivement n'ont ni constipation ni diarrhée.

Si votre bébé a une alimentation mixte (lait maternel et lait maternisé), consommer des aliments riches en fibres tels que la papaye mûre, les oranges, les poires, les prunes, les mangues ainsi que les légumes verts peut être aussi d'un grand secours pour lutter contre la constipation. Boire du jus d'orange frais au réveil.

Comment remédier aux constipations

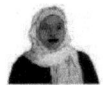 *Pendant le premier mois, ma fille était constamment constipée. Au début, nous l'attribuons au lait maternisé qu'elle avait pris avant que je ne puisse l'allaiter correctement. Elle pouvait rester trois jours sans faire de selles. Un traitement naturel pour faciliter les selles consiste*

à mettre des gouttes d'eau plus ou moins chaude dans l'anus de bébé, à plusieurs reprises pendant son bain.

Cependant, la femme âgée qui lui donnait son bain me donna une autre astuce : mettre du savon noir sur un morceau de coton-tige ; puis introduire délicatement le bout affiné du coton dans l'anus et le retirer après 10 secondes. Répéter l'opération une dizaine de fois ; puis refermer les fesses de bébé pendant quelques secondes. Dans des circonstances normales, le bébé aura immédiatement des selles.

- *Les hoquets :* Très fréquent chez les bébés, le hoquet sonne bien pire qu'il n'incommode votre bébé. Si vous ne pouvez pas attendre que cela passe, essayez de le nourrir encore (uniquement si bébé n'a pas l'air rassasié, autrement, vous pourriez avoir un problème beaucoup plus sérieux et finir par devoir nettoyer).
Le conseil le plus surprenant qui nous ait été donné pour faire disparaitre les hoquets semble ridicule, pourtant il marche à merveille. Il consiste à enlever un petit fil provenant d'un de ses habits (bavoir, bonnet, barboteuse), ou quelque chose qui lui appartienne. Faire un signe de tête affirmatif et poser doucement ce petit fil au milieu de sa tête. Le hoquet disparaitra au bout de quelques secondes.

- *Le rhume :* les mamans quittent volontiers leur confort pour le seul bien-être de leur bébé. À l'âge d'un mois, les bébés ne savent pas rejeter le mucus (ni se moucher malheureusement). Traditionnellement, pour dégager le nez du bébé, les mamans aspirent directement le mucus. La bouche placée autour des narines, elle aspire plusieurs fois pour faire sortir le mucus qu'elle recrache après. On vous recommande vous offrir un mouche-bébé (c.à.d. un aspirateur nasal) si vous ne supportez pas l'idée d'un bouche-à-nez ou que vous attrapez facilement les rhumes.

Ne donnez pas de médicament à bébé, sauf s'il a de la fièvre et rien du tout sauf si votre pédiatre vous le recommande. Après un bain chaud, masser la poitrine de bébé avec du beurre de karité et en y mettant un peu dans les narines, aux alentours du nez et sur la poitrine aide bébé à respirer. Frottez entre vos mains l'équivalent d'un petit pois de beurre de karité et pommade à base d'eucalyptus. Frictionnez le torse de bébé avec cette concoction. Un humidificateur est aussi un bon investissement si vous sentez que l'atmosphère dans sa chambre est sèche. Si votre bébé se réveille avec le nez congestionné, faites couler une eau très chaude sous la douche, et asseyez-vous dans la salle de bain avec bébé pendant 2-5 minutes. Si vous avez de l'huile d'eucalyptus, versez quelques gouttes dans la douche à l'endroit où se forme le plus de vapeur. La vapeur mentholée qui se dégagera devrait parfaitement marcher. Vous pouvez répéter ceci plusieurs fois dans la journée. Pensez aussi aux sprays salins nasaux. Si vous allaitez, versez une goutte de lait dans les narines en vue d'obtenir, au naturel, les mêmes résultats.

- *La vitamine D :* Bien que l'allaitement maternel exclusif soit recommandé pour une période de six mois et qu'il fournisse aux bébés tous les nutriments et facteurs d'immunité nécessaires, le lait maternel ne fournit pas aux bébés la dose nécessaire de vitamine D. Si l'exposition au soleil constitue un problème, le pédiatre vous recommandera un millilitre de vitamines D par jour.

Quand faut-il appeler le pédiatre ?
Il est nécessaire de l'appeler en cas de :

- Vomissements et rejets répétés (verdâtres ou accompagnés de sang)

119

- Selles noirâtres ou accompagnées de sang
- Manque d'appétit, léthargie et pleurs persistants (grande irritabilité)
- Enflure ou mauvaise odeur autour de la circoncision
- Épiderme ou yeux jaunâtres
- Température anormale : au-dessous de 35° ou au-dessus de 38° (rectale)
- Moins de cinq couches mouillées en 24 heures
- Constipation.

Stimuler sa production de lait

Une faible production de lait peut être liée à plusieurs facteurs, surtout les hormones, l'alimentation et le manque de repos. Cela peut arriver à tout moment, de la naissance de bébé à bien des jours/semaines plus tard, ou même après de nombreuses semaines/mois d'allaitement.

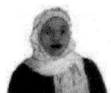 *Après mon accouchement par césarienne, cela prit deux bons jours pour que mes seins commencent à avoir du lait. Hélas, rien ne coulait malgré toutes mes tentatives telles que le massage des seins ou faire téter bébé.*

Par conséquent, quelques jours après l'accouchement, ma production de lait était très faible. J'ai eu recours à deux méthodes pour stimuler ma production de lait :

Le tire-lait : j'avais l'habitude de pomper chaque sein régulièrement toutes les quelques heures pour le stimuler de sorte que le lait puisse monter. Pendant presque une semaine, je procédai ainsi plusieurs fois par jour. J'encourageais aussi bébé à téter en l'aidant à s'accrocher correctement.

L'alimentation : les aliments que vous mangez ne sont pas seulement importants pour votre production de lait, mais ils déterminent également la qualité de votre lait. Pour produire du lait en quantité et en qualité il faut :

— Manger des légumes à feuillage vert à chaque repas.

— Infuser des clous de girofle dans de l'eau tiède et faire de cette infusion votre eau à boire

— Manger de la bouillie de mil et de maïs au moins deux fois par jour

– Boire beaucoup d'eau

Moins vous y pensez (cessez de stresser !), plus facilement cela passera. Plus facile à dire qu'à faire ? Essayez toujours.

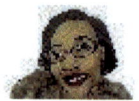 *Plus d'une fois, avant et après mes voyages professionnels, je me suis trouvée dans la nécessité d'accroître ma production de lait ; pour faire des provisions ou, à mon retour, retrouver mon niveau habituel pour que bébé soit rassasié (les heures de tétée et les heures de tire-lait ne correspondaient pas toujours). Il existe certes des méthodes rapides et d'autres qui prennent 2-3 jours, mais qui sont sûres. Mais je mettrai seulement l'accent sur les méthodes sûres, c'est-à-dire celles qui n'ont aucune répercussion possible sur votre santé ni sur celle votre bébé.*

À – BOOSTER SA PRODUCTION À TOUT MOMENT

1) *Ce qu'il importe de faire d'abord*

- Boire suffisamment d'eau (au moins huit verres d'eau). En règle générale, il faut boire au moins un verre d'eau à chaque allaitement.
- Prendre au moins trois repas nutritifs. Après une séance d'allaitement, prévoyez un petit encas.
- Allaiter à la demande. Ne vous souciez pas de trop allaiter ou d'espacer les tétées. Ces mesures sont temporaires.

2) *Ensuite, essayez de suivre la routine suivante*

- Petit déjeuner : manger une bouillie de mil ou des aliments à base de flocons d'avoine.

- ✓ Allaiter bébé (même si vous pensez que vos seins sont vides) puis tirer du lait

- ✓ Boire de l'eau, et manger une tranche de pain avec du beurre de cacahuète.

- ✓ Allaiter/Tire-lait (si bébé n'a pas tété depuis une heure, essayez d'allaiter, sinon il sera nécessaire de tirer du lait). Boire encore de l'eau. Si vous avez allaité, tirer le lait à nouveau après la tétée.

- ✓ Répéter

- Déjeuner : essayer d'inclure un des éléments nutritifs cités dans un des chapitres précédents.

  - ✓ Allaiter/Tire-lait (deux fois)

  - ✓ Gouter/Collation : soupe, salade, fruits secs... et bien entendu de l'eau

  - ✓ Allaiter/Tire-lait (deux fois)

- Dîner : toute combinaison d'éléments nutritifs

  - ✓ Allaiter/Tire-lait (deux fois)

  - ✓ Collation du soir : bouillie de mil, flocons d'avoine, céréales avec du lait

  - ✓ Allaiter/Tire-lait (4 fois si bébé prend le biberon)

B – BOOSTER SA PRODUCTION POUR FAIRE DES RÉSERVES

Même si votre organisme produisait assez de lait avant le voyage, les méthodes ci-dessous pourraient vous être utiles pour plusieurs raisons à votre retour, y compris un décalage horaire trop important et qui chamboule tout votre organisme. J'ai voyagé pour la première fois sans mon bébé quand il avait à peine quatre mois et j'ai pu continuer de l'allaiter jusqu'à ses dix-huit mois (avec plusieurs voyages en Asie de plus de deux semaines).

- Suivre le même régime alimentaire que celui indiqué plus haut
- Allaiter bébé à la demande
- Boire davantage d'eau
- Allaiter bébé dès votre réveil (puis tirer le lait). Remplacer la tétée par une séance de tire-lait seulement en cas d'impossibilité.
- Tirer du lait après deux séances consécutives d'allaitement (ou après chaque séance si possible)
- Tirer du lait avant d'aller au lit
- Prévoir des séances expresses de tire-lait – fréquentes et de très courte durée (dix minutes toutes les heures ou toutes les deux heures)
- Se reposer (faire cette sieste dont vous mourrez d'envie, mais pour laquelle vous n'avez jamais le temps).

Les dix mois suivants

Les soins personnels et le retour au travail de Maman

Au bout de deux mois, la plupart des femmes qui travaillent ont déjà repris le boulot ou ne tarderont pas à le faire. Quelques rares chanceuses pourront prolonger leurs congés jusqu'à six mois et les Canadiennes quant à elles ne songent même pas encore à travailler (elles ont droit à une année de congés de maternité) ! Quelles veinardes !

Retourner au travail sera l'ultime test de votre modèle idéaliste de femme travailleuse : apprendre qu'il est impossible d'avoir tout en même temps et se faire à cette idée. Les mamans ont de telles ambitions et exigences, qu'elles oublient de se donner du répit. Vous ne ressentirez pas le besoin d'aller vous faire une manucure, pourtant il vous en faut une. Si vous ne comprenez pas la nuance, vous devriez relire ce paragraphe après la naissance de bébé.

Si vous nourrissez toujours votre bébé au sein, avec l'intention de continuer (exclusivement ou en complément de lait maternisé) et de retourner travailler, alors, vous devriez sans plus tarder rechercher le tire-lait qu'il vous faut. Il existe un si large éventail de tire-laits qu'il devient difficile de s'y retrouver. Pour rendre la tâche moins ardue, Il faut vous poser ces quelques questions : (a) A quel point en aurez-vous besoin ? (b) Aurez-vous besoin de voyager — préparer une réserve de lait ou tirer votre lait dans des endroits aux voltages inadaptés ? (c) combien êtes-vous prêtes à dépenser (et si l'appareil est couvert par votre assurance médicale — aux États-Unis, c'est le cas pour la plupart d'entre elles). Ensuite, faites des recherches sur les avantages et les inconvénients des modèles qui correspondent à vos besoins et critères.

Les tire-laits et moi, toute une histoire !

J'ai utilisé six tire-laits jusque là ! La marque Medela (modèle Harmonie, symphonie, Pump-In-style) ; Spectra (S1 et S2) et Ameda (modèle Purely Yours). Ma seule certitude est qu'il existe autant de tire-laits que de besoins différents. Il y a bel et bien des différences entre les modèles et les marques. Bien définir vos critères de sélection vous aidera à identifier l'appareil qui vous convient le mieux.

Remarque : il faut absolument investir dans les soutiens-gorge spécialisés pour tirer son lait. Vous pensez peut-être ne pas en avoir du tout besoin. Vous faites erreur. J'en ai utilisé pour ma deuxième grossesse et je me suis mordue les doigts de ne pas avoir acquis un plus tôt ! Ce soutien-gorge est un investissement judicieux.

En Afrique francophone, on parle souvent des heures d'allaitement. Qu'est-ce que cela veut dire ? Les heures de travail pour les jeunes mamans allaitant leur enfant sont réduites d'une heure par jour pour une durée d'un an. En pratique, elles peuvent arriver une heure plus tard, rentrer une heure plus tôt ou avoir une heure de pause supplémentaire pour allaiter leur enfant.

Aux États-Unis, on n'en est pas là. Par contre, la loi demande aux employeurs d'avoir une pièce dédiée aux femmes souhaitant allaiter. En pratique, cette pièce est utilisée pour tirer le lait sur le lieu de travail, aux heures de pause.

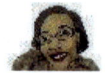 *J'ai eu la chance d'avoir un bon employeur qui a aménagé des salles confortables, avec réfrigérateur ! Pour mon deuxième fils, les salles d'allaitement ont même été rénovées et les tire-laits (de qualité supérieure – type hôpital) ont été mis à disposition !*

La gym : excitée à l'idée de retrouver votre silhouette, ou d'une remise en forme ?

Avant tout, soyez réaliste et ménagez-vous. Vous venez tout JUSTE d'avoir un bébé ! Ce n'est pas non plus le moment de vous laisser aller ; trouvez le juste milieu entre la complaisance et le déni. Commencez par faire des exercices amusants et légers comme les Pilates, les Zumba puis la natation avant d'introduire des séances intensives de cardio.

Les cheveux et l'épiderme : Après avoir bien profité pendant un an d'une poussée de vos cheveux et de vos ongles, il est maintenant temps de céder la place à un léger retournement de situation dû à ces mêmes hormones auxquelles vous étiez si reconnaissante il n'y a pas si longtemps de cela. Vos cheveux risquent de chuter à partir de la ligne de naissance, une alopécie est possible, et votre volume s'évaporera quand votre bébé aura entre quatre et sept mois. Ne vous alarmez pas pour autant, car il existe un remède efficace. Hydratez-vous les cheveux avec de l'huile de ricin (JBCO – clin d'œil aux naturalistes) qui est connue pour favoriser la croissance des cheveux et aide à les rendre volumineux. Utilisez-le pour masser votre cuir chevelu et évitez de trop manipuler vos cheveux. Coiffez vos cheveux de préférence en mode protection, tout en évitant les tresses trop serrées. Veillez à bien les nourrir et couper vos pointes.

Quant à votre peau, la même période coïncidera avec un assèchement remarquable de votre peau jadis lumineuse. Il vous faudra trouver un bon lait de corps hydratant et/ou votre lotion corporelle habituelle enrichie de beurre de karité ou d'huile d'amande douce. Au niveau du visage, commencez une nouvelle routine qui incorpore un soin du visage (naturel si possible, avec miel et yaourt) puis achetez une bonne crème de nuit. Pour conclure, buvez vos six ou huit verres d'eau quotidiens.

Bien-être : Votre bébé grandit, prend du poids et s'habitue à voir des gens autour de lui. C'est le moment idéal pour introduire « votre heure » dans votre routine de chaque semaine, surtout si vous n'allez pas au travail. Les mamans travailleuses ont ce syndrome de culpabilité poussée qui les pousse à vouloir rattraper pendant les weekends, tout ce temps qu'elles ont passé loin de leur bébé « à cause du travail ». C'est une bonne chose, du moment que vous n'en subissez pas les inconvénients.

Toutefois, pour votre bien-être, nous vous recommandons d'envisager au moins une heure chaque mois (à défaut d'une par semaine) pendant laquelle vous pouvez faire ce dont vous avez *vraiment* envie (une heure c'est assez pour aller se faire une manucure ou savourer un cocktail avec une amie en toute détente).

Si vous allaitez, les week-ends sont les meilleurs moments pour stimuler votre production de lait. Essayez d'allaiter à la demande et tirer du lait, en sus de l'allaitement, si vous avez besoin d'accroitre votre production.

Si vous pouvez vous permettre deux heures de pause, offrez-vous un bon massage !

Bébé grandit (trop) vite

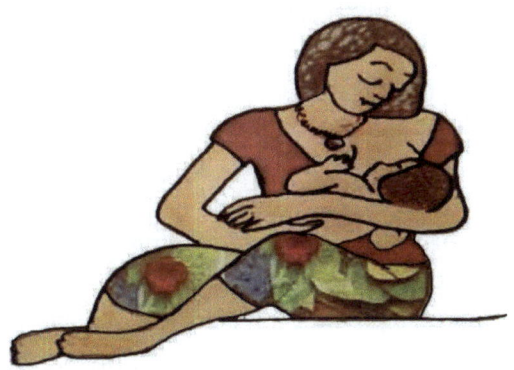

Votre bébé ne cesse de vous émerveiller. Plusieurs premières fois sont à venir : la première fois que ses petites lèvres se mettent en cœur pour faire un « ooh » silencieux ou sonore, son premier gazouillis, son premier sourire, sa première crise de larmes (oui, le tout premier), ou encore son premier hoquet. Ils seront bientôt suivis de la première fois que bébé tourne sur lui-même, lève sa tête, s'assoit, s'esclaffe de rire, tient tout(e) seul(e) son biberon ou sa cuillère…

Il vous sera quasiment impossible de prendre en photo ou en vidéo la toute première fois, pour chaque première fois, mais gardez votre appareil prêt à portée de main (c'est-à-dire toujours bien chargé et doté d'une grande capacité de stockage).

DÉVELOPPEMENT ET STIMULATION

Avant tout, il est important de chanter, lire et parler à votre bébé et cela à tout âge.

> **De un à deux mois :** Bébé commence tout juste à percevoir les objets et les visages à une distance de moins de 60 centimètres, à sourire, à lever légèrement la tête et/ou saisir votre doigt.
> Dès le premier mois, un exercice important pour bébé consiste à l'allonger sur le ventre (toujours être à côté pour superviser).

Allonger bébé sur le ventre sur une surface plate l'aidera à exercer les muscles de son cou tout en empêchant l'arrière de la tête de s'aplatir. Bébé peut commencer cet exercice dès la 3e semaine (une fois que son cordon est tombé) pendant trente secondes au début, puis progressivement plus (une minute ou plus si bébé n'en fait pas un problème). Toutefois, si bébé pleure ou repose systématiquement sa tête sur le tapis, alors retournez-le sur son dos et recommencez plus tard.

À partir de l'âge d'un mois, envisagez des séances d'au moins cinq minutes par jour (en plusieurs séances par jour) et visez au moins quinze minutes par jour plus bébé grandit. Vous lui rendez service !

Pour rendre l'exercice moins éprouvant pour bébé, le temps sur le ventre peut servir de tremplin pour introduire de nouveaux jeux, jouets, comptines, histoires. Jouez avec votre bébé quand il est allongé pour que cet exercice essentiel soit ludique et non une torture.

Il faut éviter d'allonger bébé après son repos, alors qu'il a faim ou que sa couche est sale.

Attention ! Les bébés qui souffrent de colique et de reflux auront du mal avec cet exercice. Armez-vous de patience ! Dans ces cas, vous pouvez peut-être allonger bébé sur votre buste, avec un objet qui attise sa curiosité, et que pourrez tenir en suspension au-dessus de sa tête. Votre buste ne sera pas plat, mais à un angle entre 30 et 60 degrés afin d'offrir une petite inclinaison à votre bébé afin de lui éviter quelques troubles digestifs. Au fur et à mesure, vous pourrez l'allonger sur une surface plane, d'abord coussins sous son torse, et ensuite sans coussins. Le maitre mot : allez-y en douceur.

Toujours à cet âge, vous pouvez aider bébé à développer sa vue en lui montrant des couleurs vives ainsi que des motifs.

Les miroirs incassables pour bébé, les tapis colorés, la musique et les hochets captiveront surement votre bébé. Trouvez des jouets petits et légers avec poignées qui peuvent aider bébé à renforcer sa prise. Bien que bébé ne soit pas encore capable de reconnaitre les couleurs, il sera captivé par le contraste des objets, des sons, de la lumière. Les clochettes, les hochets, les boites à musique sont bien divertissants, mais peuvent être dangereux pour les nouveau-nés. Veillez à les tenir loin de leur portée.

➤ **De deux à trois mois** : Bébé commence à gazouiller, à sourire, à lever et tourner la tête et à vous rendre votre sourire. Il peut voir à une distance d'un mètre et suivre vos mouvements. Le rouge et le jaune étant des couleurs très vives pourraient être reconnus.

Bébé adorera les miroirs, les mobiles de berceau, les jouets sonores, les cubes lumineux et les livres musicaux.

➤ **De trois à six mois (la position assise)** : vous pouvez apprendre à votre bébé à acquérir beaucoup d'aptitudes parmi lesquelles figure certainement s'asseoir. Il est dit qu'on ne devrait pas apprendre aux garçons à s'asseoir trop tôt. Les filles sont de ce fait les premières à se tenir assises ; elles peuvent apprendre dès qu'elles savent tenir leur tête bien droite. Les garçons eux apprendront après leur 3ème mois. À la maison, les bébés peuvent apprendre à s'asseoir dans une large bassine, une grande boite en carton, ou au milieu d'une surface plane (sur un tas de couettes à ras bord), entourés de coussins ou un tas de linge à repasser (rires). Vous pouvez aussi placer votre bébé, en position assise, au milieu d'un tas de linge doux pour lui servir de coussin. Si vous disposez d'un coussin d'allaitement sous la main, c'est l'alternative moderne.

➤ Maintenez cette posture pendant cinq secondes par jour au début, rajoutez 30 secondes progressivement jusqu'à cinq minutes. Une fois que bébé peut s'asseoir longtemps quand il/elle est assisté(e), ôtez progressivement ses supports, et changez pour une surface plane sur laquelle il ne se fera pas mal en retombant tout seul.

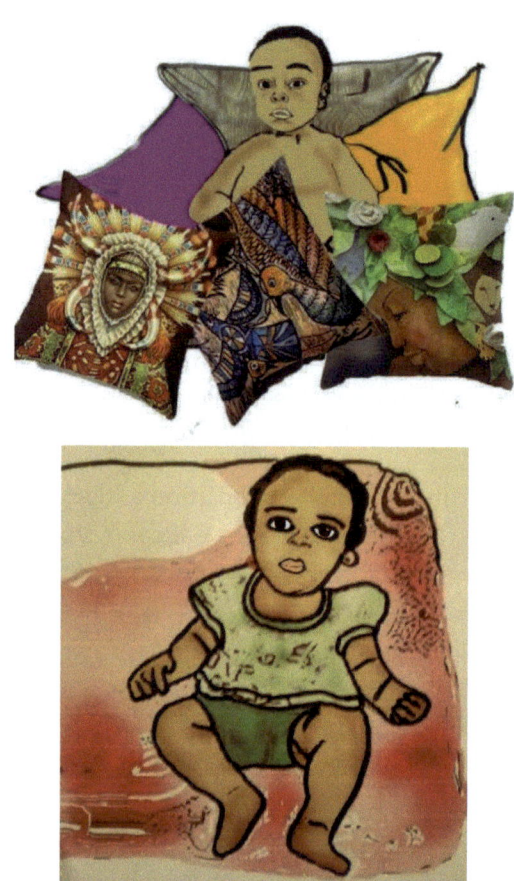

➢ **À quatre mois** : Bébé peut atteindre les objets qu'on lui tend, et essaie de prendre appui sur ses jambes. Les bébés de cet âge peuvent souvent rire aux éclats et rouler sur eux-mêmes. Ils commencent à aimer la musique, les livres musicaux et aiment ces jouets auxquels ils peuvent s'accrocher.

➤ **De cinq à neuf mois (votre chenille)** A ce stade-là, se produisent souvent deux développements majeurs : bébé apprend à se déplacer allongé, puis à quatre pattes et ensuite à prononcer son premier « maman/papa » (papa souvent puisque le son p est plus facile à prononcer que le son m). Soyez très attentive quant à la sécurité aux alentours de la maison, gardez constamment un œil sur bébé pour éviter qu'il/elle ne se blesse.

➤ **De neuf à douze mois (votre explorateur)** : Bébé commence à babiller et à explorer son environnement en se cramponnant aux meubles et peut même vous surprendre en se tenant tout seul debout. Ne soyez pas surpris si votre bébé marche avant son premier anniversaire (surtout s'il est en compagnie fréquente de jeunes enfants à peine plus âgés que lui).

À cet âge, bébé commence aussi à développer une angoisse de la séparation et de l'anxiété en présence d'un étranger.

Bébé adore les grands ballons, faire coucou et superposer des objets (et les faire tomber).

Enfin, il se pourrait bien que bébé prononce quelques mots, désigne du doigt les objets et personnes qui présentent un intérêt pour lui, et reconnaisse les gens qu'il voit régulièrement.

Les bébés qui ont des frères et sœurs font tout plus tôt par mimétisme, y compris marcher, parler et faire des bêtises ! ☺ (Note : attendez-vous aussi à ce qu'un des frères aînés régresse).

LA NUTRITION

L'alimentation : Certains bébés sont plus désireux que d'autres de commencer à manger des aliments solides. Bien que l'allaitement maternel exclusif soit recommandé jusqu'à six mois, il arrive des moments où éloigner bébé de la nourriture soit assez difficile. En réalité, il est plus important d'écouter votre bébé que de vous en tenir strictement aux principes généraux. Cela ne veut pas dire pour autant que bébé devra prendre des repas, du jour au lendemain. Non ! Vous devriez vous en tenir à votre propre jugement en faisant tester à bébé, quand il en montre l'envie, un peu de votre nourriture à condition qu'elle soit adaptée à son âge (l'équivalent d'une cuillérée à café), sans gluten.

Avant de passer aux repas structurés pour bébé, parlez-en à son pédiatre. Vous trouverez dans l'encadré ci-dessous un plan nutritionnel indicatif.

Remarque : Après trois mois, bébé doit passer de la vitamine D liquide aux compléments multivitaminés (enrichi au fer si bébé est nourri exclusivement au lait maternel).

Nourrir son bébé

➤ **Introduire les aliments solides**

Lesquels : (A) les céréales (les céréales complètes de préférence) : riz, orge, mil, quinoa, fonio et avoine pourront être servis, une fois cuits et mélangés avec du lait maternel ou maternisé. (B) Les fruits et les purées de légumes. Pour les légumes, il faut commencer par les jaunes (carotte, courge, patate douce, banane plantain) pour faire suivre avec les verts (petit pois, haricot vert). Pour les fruits : bananes, poires, pommes, pêches, prunes, mangues et papayes peuvent être mangées bien mûres ou en compote (pas besoin de rajouter du sucre !). Vous pouvez mélanger les fruits, les légumes avec les céréales après les avoir « testés ». Pour tester un aliment, il suffit de l'introduire dans son alimentation, seul

---

ou avec d'autres aliments déjà testés, pendant trois jours d'affilée et observer toute réaction (un aliment à la fois, i.e. un nouvel aliment tous les trois jours).

La quantité : Pour les céréales, une petite cuillérée (15ml), trois cuillérées à soupe et quatre cuillérées à soupe respectivement le premier, le deuxième et le troisième jour. Pour les fruits/légumes, vous pouvez lui donner l'équivalent d'un pot de 100ml (selon son appétit).

Après le troisième jour, nourrissez bébé à la demande, du moment que sa consommation en lait ne diminue pas. En effet, jusqu'à l'âge d'un an, l'alimentation principale de bébé (source de nutriments), c'est le lait ! La nourriture aide bébé à diversifier sa palette et habituer son palais à la consistance d'une vraie nourriture.

➢ **Au-delà de neuf mois :**

Bébé profite maintenant de trois repas par jour avec un goûter entre chaque repas. Bébé peut manger tout aliment pourvu qu'il puisse les mâcher correctement ; sauf les produits de la mer (sauf le poisson), les œufs et les fraises. Le lait ordinaire et le miel devraient attendre jusqu'à ce que bébé atteigne l'âge d'un an. Vous pouvez encourager bébé à boire dans un verre.

Comment savoir que bébé est rassasié ? D'abord, vous pouvez toucher son ventre pour vous assurer qu'il n'est pas vide. Bébé pourrait refuser de manger bien qu'il ait encore faim. Ensuite, vérifiez auprès de son pédiatre les portions recommandées à l'âge de bébé. Enfin, la courbe pondérale de votre bébé peut vous indiquer si ce dernier gagne suffisamment du poids.

LES SOINS

- **L'acné des nourrissons** est assez fréquente au premier mois et se manifeste par des petits boutons au niveau du visage et de la poitrine. Ce sont les hormones de la maman qui en sont la principale cause. L'acné disparait à la fin du troisième mois sans qu'aucun traitement ne soit nécessaire.

- **Porte-bébé.** Porter bébé au dos n'est pas seulement pratique, mais il est aussi thérapeutique. Le contact charnel (peau contre peau) est vivement recommandé en Afrique pour développer l'amour et la complicité entre une mère et son enfant. Attacher bébé au dos ou utiliser une écharpe porte-bébé, approfondit non seulement la proximité entre les deux, mais cela aide bébé à mieux respirer, à grandir plus vite, à réguler sa psychologie et à améliorer ses capacités motrices. On dit que sur le dos de la mère se trouve un endroit qui, au contact avec bébé, accroit l'amour et l'affection entre mère et enfant. En Afrique, les grand-mères devront porter bébé contre leurs dos au moins une fois.

J'ai reçu beaucoup de conseils professionnels pour soulager bébé de ses reflux gastro-œsophagiens. Le plus inattendu m'est venu d'une femme quinquagénaire travaillant dans un centre d'allaitement qui a beaucoup voyagé, notamment en Afrique. Elle m'a recommandé de porter bébé au dos pour le soulager après la tétée, après qu'il ait fait son rôt. Pour ceux qui ne savent pas mettre bébé au dos, les alternatives modernes feront toujours l'affaire.

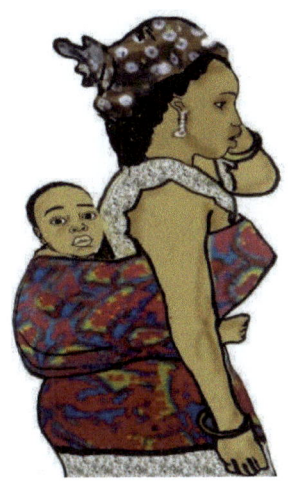

- **Le lait maternel** est vraiment un produit magique et miraculeux.

  Conjonctivite ou la rougeur des yeux : quelques gouttes de lait maternel dans les yeux

  Eczéma : quelques gouttes sur une compresse et frotter délicatement sur la peau irritée

  Croûte de lait : plusieurs gouttes (généreusement) sur le cuir chevelu pour bien humidifier puis frotter doucement

  Sécheresse nasale : deux à trois gouttes dans chaque narine

- **La dentition :** Les bébés salivent beaucoup dans les semaines qui précèdent l'apparition des toutes premières dents (environ vers quatre mois). Ils apprécieront vos doigts surtout s'ils sont froids. Ils deviennent souvent irritables durant cette période et peuvent avoir des selles plus liquides que d'habitude, le corps chaud et/ou un rhume, des crises de larmes et quelquefois même des régurgitations de lait. Pour calmer les démangeaisons de la gencive, vous pouvez mettre un tissu humide sur les gencives plusieurs fois par jour. La dentition représente une période difficile pour les enfants, ils deviennent irritables et perdent l'appétit. Offrez-lui quelque chose de frais pour calmer ses gencives, tels que des jouets de dentition mis au frigo ou une tranche de mandarine bien fraiche sans pépins ou peau. De l'ail écrasé avec du miel est également un remède efficace pour calmer les gencives, mais aussi réduire la salive.

En Afrique, les bébés portent un collier de perles (soit les toutes petites perles blanches ou les grosses perles d'ambre) jusqu'à leurs 2 ans (molaires !). Il est maintenant très courant de voir les colliers d'ambre en grande surface dans leur version moderne, pour le même rendu !
Il arrive aussi que bébé porte un collier de dents de phacochère pour lui permettre de faire ses dents assez vite et sans douleur.

Dans certains villages en Afrique, on noue quelques pincées de la terre sur laquelle reposent les canaris — ces grands pots de terre qui servent à conserver et rafraîchir l'eau — dans un peu de tissu pour en faire un collier à porter autour du cou de bébé. Il se dit que sa dentition sera ainsi aussi calme que cette terre fraîche.

- **Le sommeil** : même si vous couchez bébé sur le dos (recommandé), veillez à tourner sa tête à gauche ou à droite pour lui éviter une nuque aplatie ou tout risque d'asphyxie.

Table : Heures de sommeil par âge

Âge	Dans la journée	Pendant la nuit
2 Mois	Huit heures et demie	Sept heures
3-4 mois	Neuf heures (2-3 siestes)	Six heures
5-11 mois	Cinq heures (2 siestes)	Dix heures
12 Mois et plus	Trois heures (1-2 siestes)	Onze heures

DÉVELOPPEMENT ÉMOTIONNEL

Chaque enfant nait avec sa propre personnalité. Bien qu'il existe certains bébés qui sourient presque quelques jours après leur naissance, d'autres par contre prennent leur temps. Certains bébés sont taciturnes, tandis que d'autres sont très sociables. Les parents, et les mères plus précisément, peuvent influencer le développement affectif de leurs bébés.

- La colère, l'excès de tristesse et les rancunes sont fortement déconseillés aux femmes enceintes, car de tels sentiments affectent la personnalité du bébé/le développement affectif du bébé.
- Le contact physique : dans les sociétés africaines, les mères sont assez souvent affectueuses envers les bébés et développent une grande proximité avec eux : l'allaitement maternel, le fait de porter bébé attaché au dos, de partager le même lit, de le dorloter, de jouer avec lui, etc. sont autant d'éléments qui pourraient expliquer la raison de cette complicité. Il est conseillé de montrer de la tendresse aux petits par les étreintes, les câlins et d'être vigilant. Contrairement à certaines croyances, un enfant choyé ne deviendra pas plus capricieux ; se montrer affectueux avec bébé l'aidera à grandir avec une certaine dose de confiance en soi. Ne vous méprenez pas, les papas ont un immense rôle à jouer. L'amour d'un papa rend invincible.
- Jouer avec les camarades : le jeu représente une partie non négligeable dans le processus de développement d'un enfant. C'est sur le terrain de jeux que l'enfant entre en contact avec ses propres sentiments et émotions, et par conséquent apprend à les contrôler.

VOYAGER AVEC BÉBÉ

Nous avons eu toutes deux à voyager avec nos bébés à différents âges, pour affaires et par simple loisir. Voyager avec un bébé, surtout pendant de longs vols, est à la limite terrifiant. Nous partageons ci-après quelques conseils tirés de nos expériences.

i)   Les documents de voyage

Vous devriez faire établir les documents de voyage de bébé dès que possible. Dès la naissance attelez-vous à obtenir son certificat de naissance au plus tôt. Cette procédure peut facilement prendre des semaines, voire des mois en Afrique. Rien de pire que de devoir voyager et essayer de déclencher des procédures d'urgence de délivrance de documents de voyage. Alors, s'il y a une quelconque possibilité de voyage à l'horizon, enclenchez la procédure normale aussi tôt que possible.

ii)   L'autorisation parentale

C'est une nouvelle exigence, mais non moins fondamentale, que l'on doit satisfaire. Pour un parent voyageant seul(e) avec un bébé, la détention d'un document qui prouve le consentement des deux parents est capitale. Dans certains pays, une attestation notariée suffit ; dans d'autres, il faut une autorisation délivrée par un tribunal ou une ambassade si vous êtes un(e) étranger(e) dans le pays où vous résidez. C'est un détail à prendre très au sérieux, car sans ce document, certaines compagnies aériennes refuseront de vous embarquer dans l'avion. De même, une fois à destination, le service du contrôle de l'immigration peut vous prendre en aparté pour vous poser des questions si vous n'êtes pas en mesure de justifier que cet enfant avec qui vous voyagez est bel et bien le vôtre et que vous en avez la garde autorisée. En sus du passeport et de l'autorisation parentale, ayez avec vous l'original du certificat de naissance de l'enfant sur lequel figurent les noms des deux parents. On ne sait jamais !

iii)   Les documents de santé

De nos jours, l'obtention d'un carnet de santé est une condition pour voyager dans beaucoup de pays dans le monde, surtout au départ de l'Afrique. Selon les pays, il y a un minimum de vaccins obligatoires à faire. Évidemment, un bébé n'est pas éligible pour tous ces vaccins, mais assurez-vous qu'il soit à jour avec les vaccins qu'il est supposé avoir effectués à son âge.

iv)   La valise

En tant que nouvelle maman, votre bagage à main, et votre valise en grande partie, sont désormais réservés aux articles de bébé. Assurez-vous d'avoir les articles suivants dans votre bagage à main :

- Deux vêtements et chaussettes de rechange
- Deux couvertures : une légère et une lourde
- Un bonnet
- Des couches et lingettes pour bébés
- Deux biberons
- Trois bavoirs
- Des gouters (pour bébés âgés de six mois et plus)
- Des médicaments contre la fièvre et toute prescription médicale
- Des couverts en plastique (bols, verre à bec, couteau et cuillère)
- Des jouets (dont un nouveau, pour bien le distraire)
- Un porte-bébé et/ou une poussette.

Le nombre d'articles à prendre pour le séjour dépend de sa durée et de la température qu'il y fera. Avisez selon vos habitudes.

v)   Survivre pendant le vol

Quand on voyage avec un enfant, peu importe son âge, l'astuce pour survivre au vol, consiste à les faire dormir aussi longtemps que possible. Veillez à ce qu'ils soient bien nourris avant l'embarquement, jouez avec eux et laissez-les s'activer. Donner un anti-histamine n'est ni recommandé ni nécessaire. Habillez bébé convenablement pour qu'il/elle soit douillet et confortable durant le vol et voilà ! Ce n'est pas si simple que cela, mais c'est un bon début.

Au moment du décollage et de l'atterrissage, donner le sein, une tétine, ou un biberon à bébé pendant que vous lui recouvrez les deux oreilles avec ses mains aideront à éviter une pression inutile.

Pendant le vol, si votre bébé se met à pleurer, mettez du lait maternel sous les narines. Cela l'apaisera. Donnez le sein au nourrisson est aussi un autre moyen de calmer et de bercer le bébé jusqu'au sommeil. Si vous n'allaitez pas, vous pouvez lui donner le biberon ou la tétine pour le calmer. Veillez à lui changer régulièrement de couche (au moins une toutes les trois heures) sauf s'il/elle dort.

Bébé peut pleurer pour plusieurs raisons pendant un vol : (i) la peur : parlez-lui, étreignez-le et prenez-le dans vos bras avec son jouet préféré ; (ii) l'agitation : après le décollage, laissez-le s'amuser autour jusqu'à ce qu'il se sente fatigué et vienne dormir ; (iii) la pression forte dans les oreilles : donnez-lui le biberon ou la tétine. Vous pouvez aussi le distraire en lui présentant des friandises (un bonbon ou du chocolat).

vi)   La logistique

Si vous voyagez à travers le continent africain, rares sont les hôtels ou restaurants qui offrent des services spécifiques aux besoins des bébés. Il va falloir vous adapter.

Sommeil : votre bébé devra dormir avec vous dans le même lit. Très peu d'hôtels (peut-être les chaines internationales) disposent de berceaux. Alors veillez à avoir assez de coussins pour « entourer » le bébé afin l'empêcher de rouler et de tomber du lit. Si le décalage horaire est important, veillez à ménager votre emploi du temps pour que bébé puisse reprendre ses habitudes.

Bain : Si possible, achetez une petite bassine dans laquelle vous pouvez laver bébé. Sinon utilisez le lavabo à cet effet. Si le bébé peut se tenir debout et marcher, vous pouvez le mettre dans la baignoire ou sous la douche pour le laver. Il faudra bien contrôler l'eau du bain. Pour cela, éviter de mettre bébé directement en contact avec le robinet.

Repas : si votre enfant a commencé à manger des aliments solides, prévoyez des couverts en plastique pour ses repas. Prenez avec vous ses petits pots préférés. Pour ses biberons, prévoyez un kit pour laver les biberons et les stériliser.

Babysitting : Trouver une nounou dans un hôtel est un luxe que même les hôtels les plus luxueux n'offrent pas. Si vous voyagez pour des raisons professionnelles, pensez à vous faire accompagner par votre nounou ou un proche, ou renseignez-vous auprès de vos contacts locaux pour trouver une nounou de confiance d'appoint. Soit confier votre enfant à des amis/parents qui vivent dans le pays.

Soins : avant votre déplacement, assurez-vous d'abord d'obtenir les coordonnées d'un pédiatre et d'un hôpital situé non loin de votre hôtel en cas d'urgence. Ayez à votre disposition tous les renseignements médicaux de l'enfant, y compris son carnet de santé.

Programme / emploi du temps : essayez de suivre l'horaire habituel de bébé concernant les modes d'alimentation et les habitudes de sommeil afin de ne pas trop le déstabiliser. Suivez ses habitudes (ou essayez de vous en départir le moins possible) en ce qui concerne son alimentation, ses siestes et son heure de coucher.

Malgré toutes ces suggestions, le mot d'ordre est « Profitez de votre voyage » ! Le voyage est important pour l'esprit du bébé. Cela lui permet de découvrir des choses différentes. Sauf en cas de changement radical de l'environnement de bébé (hiver ou un pays difficile), bébé s'habituera assez vite et restera égal à lui-même, peu conscient de ce qui se passe. Il faut éveiller sa curiosité. Profitez des ballades, manèges et espaces de jeu pour enfants. Allez en famille à des évènements socio-culturels ou à des fêtes foraines.

LE SEVRAGE

Que vous ayez tenu 1 jour, 1 semaine, 1 mois ou 1 an ou plus, félicitez-vous d'avoir tenté ce sacrifice pour bébé et de lui avoir offert le meilleur de vous. Pendant qu'en Europe ou en Amérique du Nord, il y a une campagne sans réserve en faveur de l'allaitement exclusif, en Afrique où le pouvoir d'achat est en moyenne nettement moins élevé, les mamans préfèrent souvent, pour diverses raisons, donner du lait maternisé.

Dès que bébé aura six mois, vous sentirez cette pression de diminuer votre dose de lait maternel. Ce sera plutôt anodin au début, du genre « Pourquoi ne lui achètes-tu pas du lait maternisé », et ensuite attendez-vous à des remarques du type « Tu lui donnes trop le sein ». À son premier anniversaire, vous entendrez « Tu l'allaites encore !». Peu importe ce qu'on vous dira, quand vous aurez décidé de sevrer bébé, ces quelques conseils pourraient vous aider à rendre le processus moins traumatisant pour vous et votre bébé.

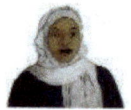

Pour un bébé qui ne pouvait pas téter les deux premières semaines de son existence, ma fille est devenue accro une fois que nous avons toutes les deux pris la situation en main. Elle avait un bon appétit et tétait toutes les trois heures. Pendant la nuit, si elle pouvait garder le sein dans la bouche jusqu'à l'aube, elle se serait sentie au paradis. J'avais un bon flux de lait tout au long des quatorze mois d'allaitement maternel et cela me réconforta. J'adorais cette connexion, le face à face, le regard aimant et tendre, les

câlins. Mais je savais que cela prendrait fin un jour. Il m'a fallu un mois pour la sevrer.

La première étape vers le sevrage est de réduire la fréquence des tétées. Je l'ai commencé à neuf mois quand je l'ai mise en garderie de huit heures trente à dix-sept heures. À la garderie, on lui donnait de la bouillie et des petits pots pour bébés et en introduisant petit à petit des repas réguliers (purées) et du yaourt. Après avoir gouté au lait maternel, ma fille n'a plus jamais voulu du lait maternisé, ce malgré toutes nos tentatives. C'est pour cela qu'elle a rapidement commencé à manger des aliments solides. Depuis son entrée à la garderie, elle avait acquis une nouvelle routine. Elle tétait le matin à son réveil, avant d'être déposée à la garderie, à son retour de la garderie et la nuit pour s'endormir. En gros, elle faisait quatre à cinq tétées par jour, qu'elle complétait par des repas. Pendant trois semaines, je sautai deux séances d'allaitement que je remplaçai par des fruits ou du yaourt ou toute autre chose que je savais qu'elle aimait manger ou grignoter. Il est important de prêter aussi attention à ce que votre enfant aime manger, car cela permettra de l'apaiser. Je la distrayais avec des jeux ou des promenades pour attirer son attention sur autre chose que mes seins et pour ne pas qu'elle se colle à moi pour les réclamer.

La dernière semaine, je réduisis encore les tétées pour ne lui donner le sein que le matin de bonne heure et la nuit. Le sevrage fut décidé. Ce fut plus facile le matin, car elle pouvait prendre son petit déjeuner (bouillie, purée de fruits, petits pots pour bébé) et le trajet pour aller à la garderie la distrayait. Mais cela devint difficile la nuit. Elle s'endormait en pleurant. Je n'eus que mes câlins et mes baisers pour la consoler. S'il lui arrivait de se lever en pleurs en pleine nuit, je la trompais en lui faisant boire de l'eau. Croyez-moi, le sevrage fut fait au bout de sept jours. Elle cessa de réclamer le sein. Elle comprit désormais que d'autres aliments pouvaient remplacer le sein.

Je pourrais affirmer que le sevrage de ma fille fut assez réussi. En rétrospective, trois facteurs ont contribué à cette réussite :

J'étais déterminée ; ce qui fait que je ne me laissai pas attendrir par les larmes et l'extrême tristesse (cela ne me laissait pas indifférente, mais dans mon rôle de maman je me devais d'être forte)

Je trouvais des substituts et j'introduisis de nouveaux aliments pour déterminer ses préférences

Au cours de la dernière semaine, mon époux avait voyagé et il n'y avait personne d'autre à la maison. Je crois que cela aide de ne pas avoir de gens qui peuvent vous faire céder aux demandes de bébé, soit parce qu'ils sont fatigués d'entendre bébé pleurer, soit parce qu'ils ont pitié du petit.

Important : lorsque vous essayez de sevrer bébé, évitez de le/la tenir dans une position d'allaitement qui peut le/la tenter ou lui rappeler la tétée.

Le sevrage est une période émotionnelle aussi bien pour bébé que pour maman. Il est important d'être particulièrement affectueuse et attentive aux besoins du bébé. Par le sevrage vous délivrez un message à votre bébé qui consiste à lui faire comprendre qu'il/elle grandit et par conséquent il/elle doit manger d'autres aliments, mais que vous l'aimez toujours autant, si ce n'est chaque jour un peu plus.

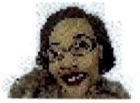 *J'ai sevré mes deux garçons in abstentia. Je m'explique, je profite de mes voyages professionnels pour commencer une nouvelle routine qui n'impliquait plus qu'une tétée – ainsi bébé ne peut plus prévoir l'heure de la prochaine tétée. Cela est arrivé au 12ème mois pour l'ainé et au 18ème mois pour le second.*

Mon deuxième était bien plus déterminé que le 1er à profiter autant que possible de sa période d'allaitement. Il mangeait tous ses repas, mais tétait toujours autant. C'est dire qu'il a toujours eu une forte personnalité. Mon conseil, prenez le temps qu'il faut pour vous préparer tous les deux au sevrage. Une fois que vous verrez que bébé tète pour son confort et non pour un quelconque effet nutritionnel, vous saurez que bébé est prêt à être sevré.

Bonus : Mamans et Bébés du Monde

Grossesse	Postpartum	
	Maman	*Bébé*
Sri Lanka		
• Consommer du lait chaud coloré avec des filaments de safran pendant toute la grossesse, pour que le bébé ait une belle peau • Ne pas manger de papaye pendant toute la grossesse	• Porter un pagne maternité dès après l'accouchement, si pas de césarienne. • Ne doit absolument rien faire pendant une semaine. • Une fois de retour à la maison, s'asseoir le bas nu, sur une chaise en dessous de laquelle est placée un encensoir. L'encens est placé sur des charbons afin que l'odeur soit plus durable. La fumée aidera à enlever toutes les odeurs du bas-ventre.	• Les filles auront leurs premières boucles d'oreilles dès l'âge de 3 mois • Les garçons seront circoncis dès la naissance • Le massage de bébé se fera avec l'aide d'une serviette chaude. • Pendant le massage, après le bain, et de manière générale tout au long de la journée, un geste essentiel consiste à étendre les jambes du bébé pour les rendre bien droites. Gare à vous si vous tenez le bébé dans sa position la plus confortable avec les jambes repliées !

| Grossesse | Postpartum | |
	Maman	Bébé
	Cote D'ivoire		
	• Consommer une soupe épicée, accompagnée de foufou (pâte à base de semoule de maïs blanc – pas jaune !) • Consommer des arachides très fraiches (pas séchées)	• Bien protéger les cheveux de bébé avant que ses cheveux ne soient rasés (toujours recouvrir avec un bonnet)
	Tanzanie		
• Faire des massages à l'huile d'olive pour éviter d'avoir les pieds enflés. • Ne pas prendre l'habitude de s'asseoir au niveau de l'encadrement des portes, sinon le bébé aura du mal à sortir au jour de l'accouchement.	• Porter un pagne maternité dès après l'accouchement, si pas de césarienne (dès l'hôpital – au début pas serré et le resserrer progressivement) • Consommer du liquide chaud (eau, soupe) avec du poivre noir frais moulu pour accélérer la montée de lait. • Une fois à la maison, masser la maman avec une serviette chaude. La maman ne sort pas de la maison, en dehors des visites à l'hôpital.	• Une cérémonie aura lieu au 40ème jour de naissance. Elle marque la première sortie de la maman, et la circoncision de bébé.

Grossesse	Postpartum	
	Maman	*Bébé*
	Népal	
• Ne pas consommer du yaourt (car il fait baisser la température corporelle) • Si les envies de la femme enceinte ne sont pas satisfaites, le bébé sera très baveux • Si elle assiste à une éclipse pendant sa grossesse, la femme enceinte ne devra pas toucher son ventre en la regardant, car le bébé aura une tâche de naissance sur son corps.	• Ne pas prendre de bain pendant quelque temps • Consommer du fenouil après l'accouchement • Rester chez son mari (et ses beaux-parents) le premier mois et aller seulement après chez ses parents pendant 1-2 mois. • Maman et bébé devront passer autant de temps que possible dehors, au soleil. • Maman et bébé auront un massage à l'huile de moutarde réchauffée avec des herbes qui sont censées augmenter la température et tonifier le corps. • La première fois que vous irez voir un bébé, il faut absolument avoir sur vous un cadeau ou de l'argent, et le lui offrir !	• Une cérémonie aura lieu au 11ème jour de naissance au cours de laquelle on donnera au bébé un nom unique et secret – qui ne devra pas être révélé tout haut. Celui-ci est différent du nom officiel de bébé qui lui sera donné à l'hôpital et figurera sus tous ses papiers. Ce nom-ci lui servira juste entre ses parents et proches, et lors des cérémonies rituelles. • Une cérémonie aura lieu lorsque bébé aura 6 mois. C'est la cérémonie où on donnera symboliquement au bébé une cuillère de bouillie de riz avec du lait. Cela marque officiellement le début de la diversification alimentaire, et sa participation à toutes les cérémonies rituelles.

| Grossesse | Postpartum | |
	Maman	Bébé
Chine		
• Les 3 premiers mois sont les plus importants, la future maman doit bien prendre soin d'elle • Ne pas faire de travaux difficiles ou soulever des objets lourds, pour protéger le fœtus (se réfère au Bao Tai, en chinois)	• Boire de l'eau avec du sucre roux juste après l'accouchement • Ne pas manger beaucoup dans les 3-4 jours qui suivent – juste de la bouillie. • La tradition Yue Zi régit le premier mois après l'accouchement. Il est très important de s'y conformer pour la future santé de la maman. Par exemple, il faut éviter la climatisation pendant l'été. Aussi, l'eau froide (pour le bain ou à boire) est proscrite. Il est recommandé de bien s'alimenter, surtout consommer des dattes rouges au vu de la perte importante de sang.	• Le nom de bébé est choisi en fonction de : (a) la date de naissance (b) les huit signes de l'horoscope chinois, et (c) les cinq éléments (métal, bois, eau, feu et terre) que les anciens ont identifiés comme composants de l'univers, et que la médecine chinoise traditionnelle a par la suite adopté pour expliquer plusieurs phénomènes physiologiques et pathologiques. Le nom de bébé devrait comprendre 1 ou 2 caractères chinois afin que les cinq éléments soient complets.

Grossesse	Postpartum	
	Maman	*Bébé*
	Roumanie	
	• 40 jours après l'accouchement, la maman doit aller à l'église pour se faire bénir. Il est nécessaire de le faire avant le baptême !	• Après la naissance, on noue un fil (ou un morceau de tissu) de couleur rouge autour de la cheville de bébé pour chasser les mauvais esprits. De même dans les milieux ruraux, il est fréquent de cracher en direction de bébé lorsqu'on le voit la première fois, une manière de le bénir. • La première fois que vous irez voir un bébé, il faut absolument avoir sur vous de l'argent, et le lui offrir ! • Il est fortement déconseillé de sortir avec bébé avant son baptême (environ 6 semaines après la naissance). • Lors d'une cérémonie qui a lieu avant son premier anniversaire, les parents disposent des objets symbolisant de plusieurs types de professions sur un plateau (ex. stéthoscope, boussole, etc.). On laisse alors bébé toucher et/ou prendre un objet, qui indiquera ses futurs choix professionnels.

PARTIE IV :
CONCILIER VIE PROFESSIONNELLE ET MATERNITÉ (ET TOUT LE RESTE)

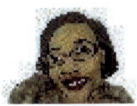

A – L'équilibre entre bébé et famille, entre vie professionnelle et vie privée – à chacune son défi

J'eus mon premier fils alors que je venais de démarrer ma carrière professionnelle telle que j'en rêvais, dans le domaine qui me passionne. Mon second fils naquit au moment où je venais juste de donner un nouvel élan à ma carrière, ce qui impliquait encore plus de voyages et de responsabilités.

La réalité est que je vis maintenant loin de mon pays natal ; je voyage tous les deux mois, et vais travailler à sept heures du matin pour ne rentrer qu'à dix-huit heures trente. En semaine, je ne passe que peu de temps avec mes enfants. Dans un monde parfait, idéal, je passerais chaque jour trente minutes à nourrir la curiosité de l'aîné et trente autres minutes à lire, à chanter et à jouer avec le plus jeune. Mes weekends sont partagés entre les activités pour les tout petits, les obligations ménagères et visites occasionnelles à la famille qui nous entoure. Il va sans dire que dans ma routine quotidienne, c'est à peine si j'ai le temps de prendre soin de ma personne. Cependant, c'est un choix tout à fait personnel. Parfois je préfère utiliser mon temps à moi (ces quelques minutes, rires) pour passer un appel vidéo avec mes parents ou mon frère, envoyer des messages ça et là, plutôt que d'aller me faire épiler les sourcils ou me faire une manucure.

On me demande souvent « comment faites-vous ? ».

Dans mon quotidien, cela voulait souvent dire tirer le lait en tailleur entre mes réunions, entre deux avions dans les aéroports, faire des menus pour chaque membre de la famille avant de partir en mission, réserver un temps « particulier » à tout un chacun avant de voyager. Pendant mes missions, cela m'a permis de tisser des liens avec la femme de ménage qui voyait cet étrange appareil — mon tire-lait — et me voyait courir deux fois par jour vers ma chambre d'hôtel, le cuisinier qui était chargé de me garder mes litres de lait dans un freezer pour que je puisse les mettre dans mon sac-glacière en rentrant à Washington, et bien d'autres personnes. Car notre condition de femme nous impose de jongler tant bien que mal entre carrière et vie de famille.

En vérité, je ne suis pas une bonne jongleuse. Je n'ai simplement jamais mené de front plus d'une chose à la fois dans ma vie. Il m'arrive quelques fois de me demander si le jeu en vaut vraiment la chandelle. Mais je suis heureuse : je mène une vie tumultueuse agrémentée de plusieurs moments d'allégresse, d'excitation... de jonglerie, et d'un peu de stress.

Pour essayer de répondre à la question du « comment fais-tu » ou encore « comment y arrives-tu », j'ai développé mentalement sept principes de base simples à garder à l'esprit ; ils sont tous essentiels et je les aborde ci-dessous sans ordre d'importance particulier.

1- Le seuil de satisfaction : En économie, le terme *satisficing* ou principe du seuil de satisfaction de l'individu consiste à passer en revue toutes les options possibles jusqu'à parvenir à une solution « acceptable » (c'est-à-dire votre bon équilibre personnel). Ce ne sera pas l'équilibre optimal que vous aviez imaginé dans vos rêves, mais c'est tout de même satisfaisant et suffisant. Un résultat *satisficing* n'est pas celui qui maximisera le bonheur de ceux qui comptent pour vous (y compris vous-même, la maman), mais celui qui vous permettra de garder le sourire ou suffira à maintenir une harmonie. Ainsi, la maman peut viser l'excellence dans certains domaines tandis qu'elle se contentera, pour d'autres, de moins que ce qu'elle aurait souhaité dans sa vision optimale. En moyenne, elle s'en tire assez bien avec une bonne moyenne (ou médiane, en fonction du nombre de personnes qu'elle tient à inclure dans son modèle économétrique familial).

Les mamans qui travaillent sont des *satisficers* par excellent. De ce fait, elles ne devraient pas se sentir coupables ou éprouver des remords. Il n'existe pas d'équilibre parfait. Si vous ressentez culpabilité ou remords de temps à autre ce n'est pas bien grave. Toutefois, si ces sentiments persistent ou prennent de l'ampleur, c'est votre subconscient qui vous alerte que votre équilibre actuel ne fonctionne plus, et doit être revisité.

Du fait de l'espérance de vie croissante, le nombre d'années actives pour les mamans croît également. Ainsi le nombre d'années folles, éprouvantes et pendant lesquelles, il vous faudra beaucoup jongler diminue relativement. Donc, à chaque fois que vous voudrez baisser les bras, dites-vous que cette période tumultueuse ne peut et ne doit pas vous faire renoncer, car vos plus belles années professionnelles sont à venir.

Une solution *satisficing* est sensée évoluer et s'adapter à votre vie professionnelle. En d'autres termes, votre seuil de satisfaction à trente ans sera bien différent de celui que vous aurez établi à vos quarante ans – c'est bien normal, vous n'êtes plus la même personne. Certaines professions vous donnent plus de liberté d'action (libérales, consultance, freelance) tandis que d'autres nécessitent un gros investissement initial avant que vous ne puissiez prétendre avoir d'autres centres d'intérêt en dehors de votre vie professionnelle.

Chaque jour, j'essaie tant bien que mal d'équilibrer « mes vies » en restant fidèle autant que possible à ces valeurs qui me sont chères : le sens du devoir, l'intégrité, la famille, la joie de vivre, l'ambition, le respect et la quête d'impact. Pour moi donc, une solution *satisficing* est celle qui me permet de vivre en accord avec ces valeurs.

2- Soyez attentive, indulgente envers vous et flexible. À tout moment, vous pourriez être confrontée à une situation qui vous exigera un sacrifice ou une concession – passer l'éponge sur quelque chose d'autrement important pour vous, ou renoncer à une chose que vous aviez prévu de faire. Ce n'est pas grave ; voyons, il n'y a pas mort d'homme.

Il y a des moments où je ne peux pas trouver plus de deux minutes pour appeler : ma maman (ne serait-ce que pour la remercier de m'avoir aidée à acquérir les principes fondamentaux qui m'aident à faire face à tout ceci et d'être ma principale source d'énergie !!!) ; mon frère aîné adoré, car il reste mon interlocuteur préféré ; ma Jankeh parce qu'elle me ressource et ne me reproche jamais le peu de temps que je lui accorde ; mes sœurs (Madji) avec qui avoir une conversation de bout en bout est presque un miracle ; mes amis pour m'aider à me retrouver ; mes cousins et belles-sœurs. Je pourrais continuer à énumérer les choses importantes auxquelles j'ai renoncé. Être honnête avec vous-même et reconnaitre les petites choses du quotidien auxquelles vous avez renoncé, vous aidera à réajuster si vous perdez votre équilibre (celui qui vous définit). Cet équilibre est propre à chaque individu.

Je reconnais avoir un penchant pour le travail, très souvent aux dépens de ma vie personnelle, là où d'autres trouvent qu'ils fonctionnent mieux lorsqu'ils ont suffisamment de temps pour respirer. Quel que soit l'usage que vous faites de votre temps, soyez indulgente à votre égard. Vous pourrez toujours rectifier demain ou la semaine suivante.

Cela fait presque un an que je n'ai pas pu faire de la peinture avec mes enfants, mais, je préfère me rappeler les moments fabuleux qu'on a passés ensemble le weekend dernier que de m'attarder sur ce détail. Certes, j'aurais voulu multiplier ces moments, mais c'est impossible avec la vie que j'ai choisi de mener, je dispose de très peu de temps pour tous ceux qui me sont chers. Encore une fois, ça ira.

L'externalisation des responsabilités domestiques des femmes a atteint son summum au moment de la participation et de l'ascension croissantes des femmes dans le monde des affaires. Les gouvernantes, les nourrices et autres aides domestiques sont là pour nous femmes, au même titre que les jardiniers, les plombiers, et de manière générale les manœuvres, ont accompagné la transition économique (de la dominance de l'agriculture à l'industrialisation et l'avènement des économies de services) pour les hommes.

3- Accepter dès le début que vous avez vos limites – vous ne pourrez pas tout faire toute seule. Pour arriver à trouver un équilibre, il vous faudra compter sur votre époux, votre famille et vos amis. Vos voisins sont aussi des alliés proches pendant vos journées.
J'effectue mes multiples voyages professionnels grâce au soutien de mon mari qui met la main à la pâte aussi souvent que nécessaire. Quand je n'ai pas de nounou, en échange de quelques moments privilégiés avec ma famille, j'engage hebdomadairement une femme de ménage que je paie avec l'argent qui aurait servi à payer une manucure.

S'il y a bien une chose que je rechigne à faire, c'est bien demander de l'aide. Non pas parce que je m'en sors bien tout à fait seule, mais parce que je me préoccupe de ne pas imposer la moindre perturbation à ceux qui appartiennent à mon système de soutien. Je pars du principe que, quand le besoin se fera vraiment ressentir, je demanderai de l'aide et je l'obtiendrai.

J'ai toujours une solution de dernier recours établie pendant que j'essaie de trouver des solutions intermédiaires. Ce qui est utile pendant ce processus, c'est de toujours réfléchir avec une personne pleine de ressources. Par exemple, lorsque j'ai voulu entamer mon doctorat, ma mère me suggéra que mon fils ainé (alors âgé de 3 ans) passe une année chez mes parents au Sénégal. Je n'y avais même pas pensé pourtant cette solution présentait de nombreux avantages. C'était parfait parce qu'il avait déjà fréquenté une école là-bas, il était très proche et complice avec mes parents et mon frère, et il dispose d'une capacité naturelle d'adaptation. Au bout d'un an, il parlait bien mieux français ! S'il était resté avec moi, il aurait subi les affres de cette année de doctorat où j'avais trois cours par semaine, je travaillais à temps plein et je n'avais pas plus d'une heure de loisir pendant les weekends. Être loin de lui était dur, mais le voir souffrir aurait été plus difficile, voire égoïste de ma part.

4- Comprendre que les leçons que vous inculquez à vos enfants sont de loin plus importantes et plus durables que la situation actuelle.
Vos enfants vous voient vous activer à longueur de journée et ne jamais vous lasser de les rendre heureux. La leçon est la suivante : rien n'est impossible dans la vie. Cela ne veut pas dire que la vie sera toute rose, mais que la perfection n'existe pas. Attelez-vous plutôt à ce qui correspond mieux à votre style de vie.

Les garçons apprennent qu'ils sont des soutiens principaux. Les filles apprennent qu'elles n'auront pas à choisir entre avoir une vie de famille ou réaliser leurs ambitions professionnelles.

5- Faire de ce slogan votre mantra personnel : chacun a une conception différente des priorités des autres. En d'autres mots, préparez-vous à ce qu'il y ait des moments où il vous faudra rester ferme sur vos positions. Cela sera nécessaire à chaque fois que votre priorité du moment sera en conflit avec l'agenda d'une autre personne. Si ce spectacle à l'école de votre enfant est si important pour lui, vous vous accorderez d'avance avec votre patron pour vous dérober pendant quelques heures, quitte à travailler chez vous le soir, une fois les enfants au lit.

6- S'organiser : sans cet élément clé de la boite à outils de toutes les mamans professionnelles, il vous sera impossible d'exécuter même le programme le plus flexible ! Même si vous n'utilisez pas un planificateur, dresser une liste de tâches à faire et un menu hebdomadaire vous sera déjà fort utile. Il y a une seule certitude : le temps est précieux et ne sera jamais suffisant. Faites un usage judicieux de votre temps ; ne le gaspillez pas et si vous vous engagez à faire quelque chose, accomplissez-le. Par exemple, ne faites pas deux tâches à moitié, il sera plus payant d'en éliminer tout à fait une.

7- Prendre soin de vous sans culpabiliser : de temps à autre, soyez vraiment gentille avec vous-même. Cela peut être minuscule (comme un sachet de bonbons gélifiés rien que pour vous, si vous aimez ça) ou plus grand (comme un vêtement, une sortie, un parfum). C'est juste pour que vous vous rappeliez que vous aussi vous avez vos plaisirs, qui passent la plupart du temps en dernier dans votre liste de choses à faire. Si vous êtes assez chanceuse, vous aurez peut-être quelqu'un d'autre pour vous chouchouter de temps en temps – ou vous proposer de prendre quelques heures rien qu'à vous. Acceptez, et profitez-en.

Quel est l'effet escompté de ces principes ? Suis-je la maman que je me représentais il y a de cela dix ans avec mes ambitions démesurées de femme qui cherchait à tout avoir ? Certainement pas, mais uniquement parce que je me suis rendu compte que ce n'aurait pas été mon équilibre heureux. J'ai renoncé à ma séance de pédicure aujourd'hui, car mon fils voulait me lire une histoire. Pas de quoi fouetter un chat ; je ne porterai juste pas de sandales jusqu'au weekend prochain. Je me rattraperai en accordant une attention particulière à mon port vestimentaire de sorte que je me trouve toujours belle dans l'ensemble (rires). J'ai allaité mon fils ainé pendant onze mois ; le second a toujours été nourri au sein pendant dix-huit mois, malgré mes voyages. Mon ainé n'est allé à la garderie qu'à seize mois, car je pouvais passer beaucoup temps avec lui.

Alors, tout compte fait, je vis bien avec l'idée de ne pas préparer un menu petit déjeuner, déjeuner, et diner parfait chaque weekend ; tout simplement parce que cela ne marcherait pas. Je m'étonne souvent par le nombre de choses que j'arrive à accomplir en un weekend (certaines n'ont pas de prix). J'espère quand même qu'en moyenne, la moitié des gens que j'aime trouvent mon présent équilibre acceptable, dans l'ensemble. J'ambitionne toutefois de faire mieux chaque année. La perfection et l'idéal ne sont pas de ce monde.

Ces mots ne sont peut-être pas ceux que j'aurais utilisés après mon premier bébé. La réalité a fait de moi une femme plus sage. J'ai pu rester avec mon fils ainé entre ses douze à ses vingt-quatre mois. J'ai essayé de tout faire – la femme travailleuse au foyer. C'est-à-dire j'essayais de m'occuper et divertir mon fils dans la journée tout en prenant soin de mon foyer (la cuisine, le ménage et autres) ; attendre mon mari à la maison et passer des moments privilégiés à son retour du bureau ; et avancer sur mes travaux de consultante la nuit. Cela a duré à peu près six mois.

J'ai ensuite essayé pendant un an le travail à temps plein, m'occuper de la maison à temps plein, pouponner bébé à temps plein, mais être l'épouse parfaite qu'à temps partiel. Mais avec la carrière que je me suis choisie, ce rythme était tout simplement intenable et cela m'aurait épuisée.

À présent, j'explore une troisième vie : travailler à temps plein, m'occuper de la maison à temps partiel, mais m'occuper de ma famille à temps plein. J'oublie ma personne entre-temps, mais seulement parce que le travail occupe chez moi une part importante de ma personne. Cela n'est peut-être pas le choix le plus sain, mais le travail fait partie de mon identité. Avec le temps, j'espère devenir plus sage et m'améliorer pour trouver un « meilleur » équilibre.

Mais voilà, en ce moment, cela me convient.

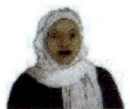

B – l'équilibre bébé – famille, l'équilibre entre vie professionnelle et vie privée

Les femmes sont des êtres vraiment extraordinaires et la maternité m'a rendue fière d'être femme et respectueuse du statut de la féminité. Je suis loin de prétendre être une superwoman, mais je ne fais que déclarer que faire le maximum pour notre famille fait partie de notre nature.

Je me suis toujours dit que si j'ai des enfants, je voudrais être dans un espace professionnel où je pourrais profiter de leurs premières années, où je pourrais avoir le temps et la flexibilité pour jouer avec mes enfants, de les prendre et de les déposer à l'école, de voyager avec eux tout en poursuivant ma carrière. Dans une certaine mesure, ce fut en quelque sorte possible avec mon premier né. Dois-je affirmer que tout va bien ? Oui et non.

En tant que consultante, j'ai des périodes très chargées (plusieurs projets à exécuter à la fois) et peu de temps de détente (ces weekends ou mois durant lesquels on doit prospecter, négocier, signer et attendre les règlements). Je fus heureuse de prendre presque cinq mois de congés maternité (bien que je travaillais occasionnellement à la maison). Après mon congé, j'ai pu emmener ma fille au travail avec moi où j'avais installé un petit espace pour elle, une mini-garderie. Je pouvais l'allaiter dans mon bureau et la confier à mon assistante si je devais tenir une réunion ou une conférence téléphonique. J'ai pu voyager avec elle pour une formation accompagnée d'un parent qui s'occupait d'elle pendant que j'étais en cours.

Cependant, puisque j'ai choisi de contrôler la gestion de ma maison, j'ai juste engagé une femme de ménage, mais c'est moi qui me charge de tout le reste dans la maison. Je cuisine pour mon mari et fais la lessive ; je fais prendre à bébé son bain et la nourris avant de la mettre au lit. De ce fait, je me suis retrouvée avec deux vrais boulots, depuis que j'ai recommencé à travailler à plein temps, ce qui peut être épuisant.

Tout est question d'organisation et de priorité. J'ai dû changer la façon de gérer mes jours, choisir intelligemment mes horaires de travail et déléguer certaines tâches au bureau pour ne pas perdre la raison. C'est à neuf mois que j'ai mis ma fille en garderie. C'était une décision prise parce que je voulais qu'elle commence à être plus sociable, et jouer avec d'autres enfants de son âge et d'âges différents. Je pouvais voir l'effet sur elle, elle devint plus ouverte, plus sociable et plus enjouée avec les gens. Cette séparation m'a permis de commencer à la sevrer bien qu'elle continua à téter jusqu'à quatorze mois. Cela m'a permis également de trouver plus de temps « à moi » et de me concentrer à nouveau sur mes projets personnels et professionnels. Je dirais que ce fut seulement après une année et demie que je redevins moi-même, pris le contrôle de ma nouvelle vie. Je n'anticipais ni ne réagissais plus sur le coup sans prendre le temps de bien réfléchir, je murissais aussi des projets, je rêvais et profitais simplement du moment.

L'expérience pourrait être différente avec mon deuxième (en route), car je suis à la recherche de nouvelles opportunités de travail et je pourrais être amenée à travailler dans un cadre plus formel. Je n'ai toujours pas de nounou, à la grande consternation de beaucoup de gens et je choisis de prendre véritablement en charge les premières années de mes enfants.

Mais quoi qu'il en soit, les leçons que je veux inculquer à mes enfants restent inchangées :
- La famille passe avant tout, quelles que soient les circonstances, nous devons trouver du temps pour vivre de grands moments, partager les joies et créer d'inoubliables souvenirs.
- Une femme peut devenir ce qu'elle veut ; il lui suffira d'y mettre l'effort nécessaire et de trouver un moyen.
- Le travail est la clé de la réussite. C'est ce qui vous permet de transformer vos rêves en réalité et de mener l'existence à laquelle vous aspirez. Chaque chose en son temps, qu'il s'agisse du travail ou de la distraction.